Christian Lucae

Fieberzäpfchen oder Wadenwickel?

Christian Lucae

FIEBERZÄPFCHEN ODER WADENWICKEL?

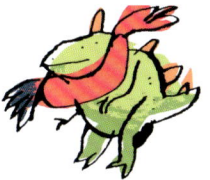

100 Fragen an den homöopathischen Kinderarzt

mit vielen
praktischen
Selbsthilfe-
tipps

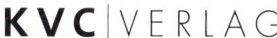

KVC|VERLAG

KVC Verlag
NATUR UND MEDIZIN e.V.
Am Deimelsberg 36, 45276 Essen
Tel.: (0201) 56305 70, Fax (0201) 56305 60
www.kvc-verlag.de

Lucae, Christian
Fieberzäpfchen oder Wadenwickel? – 100 Fragen an den homöopathischen Kinderarzt

Wichtiger Hinweis: Für Angaben über Dosierungsanweisungen und Applikationsformen kann vom Verlag keine Gewähr übernommen werden. Jede Dosierung oder Applikation erfolgt auf eigene Gefahr des Benutzers.

ISBN 978-3-945150-56-6
© KVC Verlag – NATUR UND MEDIZIN e.V., Essen 2016
© Illustrationen: Stefanie Clemen (www.stefanieclemen.de)

Gestaltung: eye-d Designbüro, Essen
Druck: Union-Betriebs GmbH, Rheinbach

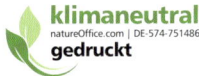

Inhaltsverzeichnis

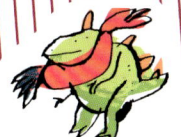

Das Internet hat die kinderärztliche Praxis verändert. Das ärztliche Gespräch ist oft nicht mehr die primäre Quelle von Informationen zu Gesundheit und Krankheit. Viele Eltern haben bereits gründlich zuhause „gegoogelt" und kommen mit einem ganzen Füllhorn an unterschiedlichen Angaben und Empfehlungen aus dem Internet in die Praxis.

Allerdings sind die Informationen in ihrer Wertigkeit und Zuverlässigkeit meist nicht gefiltert, oder die Empfehlungen zu einer bestimmten Krankheit widersprechen sich sogar. In dieser Situation besteht die Aufgabe des Arztes darin, die vielen Informationen zu ordnen, Hilfreiches zu behalten und Sinnloses auszusortieren. Aus diesen Gründen bin ich davon überzeugt, dass Ratgeber in Buchform – wie der vorliegende – ihren Stellenwert auch in Zukunft behalten werden.

Ich habe mich darum bemüht, die *100 Fragen an den homöopathischen Kinderarzt* so zu beantworten, wie ich es tatsächlich in der täglichen Praxis tue. Die Antworten beruhen zum Teil auf Merkblättern, die ich seit Jahren in der eigenen Praxis verwende, außerdem auf diversen Artikeln und Beiträgen, die ich in den letzten Jahren für die Mitgliederzeitschrift von Natur und Medizin verfasst habe.

Für die Idee zu diesem Ratgeber möchte ich mich herzlich bei Dr. Dorothee Schimpf, der Geschäftsführerin von Natur und Medizin, bedanken. Bei der Ausarbeitung für die Buchform hat Dr. Annette Kerckhoff geholfen. Dr. Matthias Wischner hat die Texte gründlich gegengelesen. Wie schon bei unseren Ratgebern *Homöopathische Sandkastenfibel* und *Homöopathische Schülerfibel* (gemeinsam mit Dr. Michael Teut) konnte glücklicherweise auch diesmal Stefanie Clemen als Illustratorin gewonnen werden. Für die 2. Auflage, die nun im KVC Verlag erscheint, hat Dr. Maria Frühwald eine sehr gründliche Überarbeitung vorgenommen.

Ich hoffe, dass dieser Ratgeber bei vielen Fragen rund um die Kindergesundheit hilfreich sein wird und wünsche viel Spaß beim Lesen!

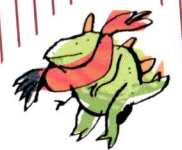

1. Wie lebt mein Kind gesund?

Diese vielleicht banal klingende, aber doch sehr wichtige Frage ist die einzige, die in dieser Form eigentlich nie direkt in der Praxis gestellt wird. Dabei ist sie eine sehr entscheidende, denn die eigentlich selbstverständlichen Regeln für ein gesundes Leben sind in den Zwängen des modernen Alltagslebens oft nicht einfach umzusetzen.

Eine gesunde, ausgewogene Ernährung, viel Bewegung – am besten an der frischen Luft –, genügend Erholungszeiten, nur wenig Fernsehen und Computerspiele, sprich: eine ausgewogene Freizeitgestaltung sind das A und O.

Alle Kinder brauchen viel Liebe und stets auch das Vorbild der Eltern. Kinder brauchen Regeln und müssen lernen, mit Frustrationen im Leben umzugehen. Genauso müssen auch Eltern lernen, in bestimmten Situationen „nein" zu sagen, Grenzen zu setzen und dabei konsequent zu bleiben.

Kinder brauchen Ansporn und Motivation, gleichzeitig aber auch Auszeiten und Erholungsphasen. Dazu sind Geduld und Einfühlungsvermögen der Eltern notwendig. Perfektionismus ist nicht angebracht – Kinder dürfen auch Fehler machen und ab und zu krank sein.

„Das Gras wächst nicht schneller, wenn man daran zieht."
(Sprichwort)

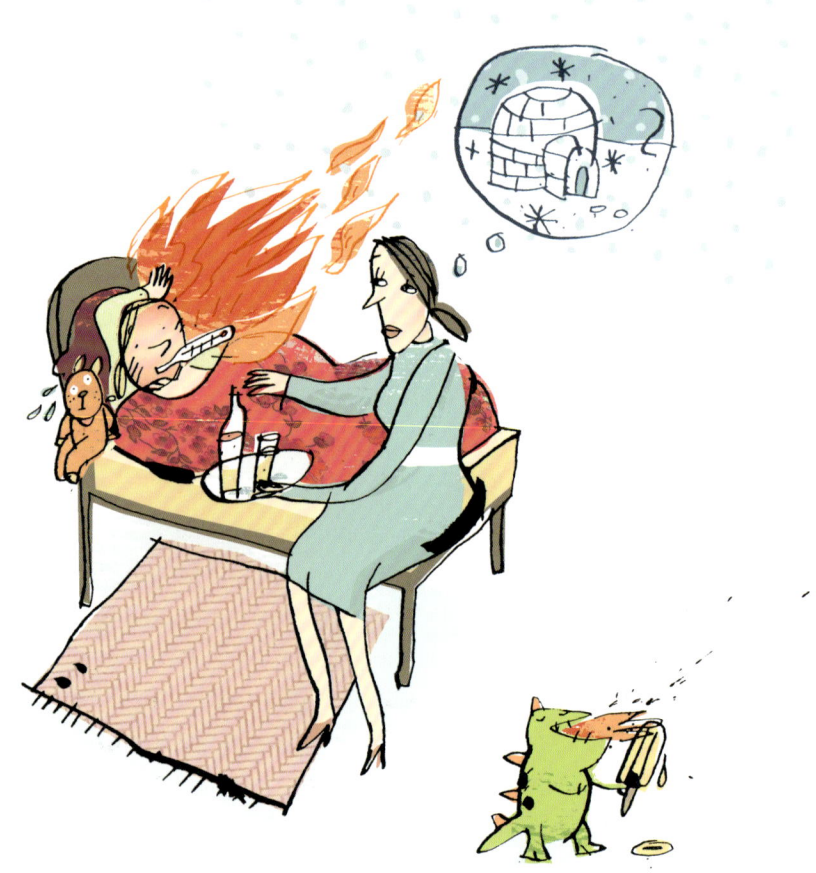

2. Und was brauchen Kinder an kranken Tagen?

An kranken Tagen brauchen Kinder Fürsorge und Mitgefühl. Man sollte zwar das medizinisch Notwendige tun, dabei aber nicht übersehen, dass der Körper sich auch selbst reguliert: Viele Eltern haben zu wenig Vertrauen in die Selbstheilungskräfte oder werden schnell ungeduldig, sobald eine kleine Unpässlichkeit, ein Infekt oder Verdauungsprobleme auftreten.

Der Anspruch, gleich jede Beschwerde mit einem Medikament behandeln zu müssen, ist im Kindesalter nicht angemessen: Kinder brauchen eben auch Zeit, um gesund zu werden. Dass sofort ein „Fieberzäpfchen" bei leichten Infekten, abschwellende Nasensprays bei Schnupfen, Antibiotika bei Husten, Arnica bei banalen Verletzungen usw. gegeben wird, liegt unter anderem an der zunehmenden Ungeduld im Umgang mit Krankheiten und in fehlendem Vertrauen in die Selbstheilungskräfte.

... vor allem, wenn mein Kind Fieber hat?

Für die meisten Eltern ist plötzlich auftretendes Fieber sehr beunruhigend, ja sogar bedrohlich: Was passiert, wenn das Fieber nicht sinkt? Wie hoch kann das Fieber ansteigen? Was mache ich bei Fieberkrämpfen? usw. – das sind täglich gestellte Fragen in der kinderärztlichen Praxis.

Festzuhalten ist: Fieber hat einen biologischen Sinn. Der Körper produziert Fieber, um sich gegen „Eindringlinge" wie Viren und Bakterien zur Wehr zu setzen. Fieber ist also meistens das erste Zeichen einer akuten Infektion. Bei einer Temperatur zwischen 38 °C und 41 °C (rektal gemessen) sprechen wir von Fieber.

Man sollte Fieber immer in Bezug auf das Allgemeinbefinden beurteilen: Die Zahl auf dem Fieberthermometer allein sagt noch gar nichts! Solange es dem Kind den Umständen entsprechend gut geht, kann Fieber durchaus akzeptiert werden. Bei sehr hohem Fieber und einem schlappen, apathischen Kind, das noch dazu über Schmerzen klagt, kann ein fiebersenkendes Medikament sinnvoll sein (z. B. Ibuprofen, Paracetamol). Das routinemäßige Fiebersenken bringt aber überhaupt nichts und verkürzt auch nicht die Erkrankungsdauer. Meist genügen eine ausreichende Flüssigkeitszufuhr, das Vermeiden eines Hitzestaus durch zu dicke Kleidung und gegebenenfalls Wadenwickel (siehe Kasten).

Wadenwickel

Zwei dünne Tücher (z. B. Baumwollwindeln oder Geschirrhandtücher) falten, in zimmerwarmem Wasser tränken, gut auswringen, um beide Waden schlagen und mit dickerem Tuch (Frotteehandtuch) umwickeln. Die Wickel wechseln, sobald das Innentuch erwärmt ist (maximal 20–30 Minuten). Die Wickel können nach Bedarf mehrmals täglich angewendet werden.

Wadenwickel sollten nur angewendet werden, wenn die Waden auch wirklich warm sind und die kühlen Wickel die Hitze herausziehen können. Viele Kinder haben bei Fieber eher kühle Füße und Hände – in diesem Fall sind Wadenwickel nicht sinnvoll und belasten den Kreislauf zusätzlich. Bei Säuglingen und sehr kleinen Kindern, die sich noch nicht richtig äußern können, sollte von Wadenwickeln abgesehen werden.

Ob wegen Fieber ein Arzt oder das Krankenhaus aufgesucht werden sollen, hängt natürlich davon ab, wie viel Erfahrung man selbst bei der Beurteilung eines kranken, fiebernden Kindes hat – wenn man sich unsicher fühlt, lieber einmal zu viel nachfragen! In der Arztpraxis ist man oft verwundert, fröhlich herumhüpfende Kinder zu erleben, die am Telefon noch als „total apathisch" beschrieben worden waren. Aber es kann genauso andersherum sein: Eventuell steckt hinter dem

Fieber doch eine schwerwiegendere Infektion. Grundsätzlich sollten Kinder in folgenden Fällen immer ärztlich untersucht werden:

- Säuglinge (d. h., Kinder im ersten Lebensjahr) mit Fieber möglichst am selben Tag
- Kinder mit deutlich eingeschränktem Allgemeinbefinden, mit Bewusstseinsstörungen und mit starken Kopfschmerzen
- Kinder, bei denen die Ursache des Fiebers (Ärzte sprechen vom „Fokus") nicht klar wird oder bei denen das Fieber länger als 2–3 Tage anhält.
  (www.patientenleitlinien.de / Fieber_Kindesalter / fieber_kindesalter.html)

3. Und was mache ich bei einem Fieberkrampf?

Sehr verbreitet ist die Furcht vor Fieberkrämpfen. Tatsächlich hat – statistisch gesehen – jedes 20. Kind einmal im Leben einen solchen Krampfanfall. Dabei kann es zu rhythmischen Zuckungen von Armen und Beinen, Verdrehen der Augen und Bewusstlosigkeit kommen. Ein Fieberkrampf entsteht meist bei einem schnellen Fieberanstieg, also oft dann, wenn das Fieber erstmals – und plötzlich – in Erscheinung tritt.

Wichtig: Ruhe bewahren und dafür sorgen, dass sich das Kind im Anfall nicht verletzt!

Bei einem Krampfanfall (mit oder ohne Bewusstlosigkeit) **sollte grundsätzlich der Notarzt benachrichtigt werden (Telefon 112).**

Fieberkrämpfe können den Eltern einen großen Schrecken einjagen, sind aber fast immer harmlos. Man bezeichnet sie auch als „Gelegenheitskrämpfe", denn sie haben nichts mit Epilepsie (chronischen

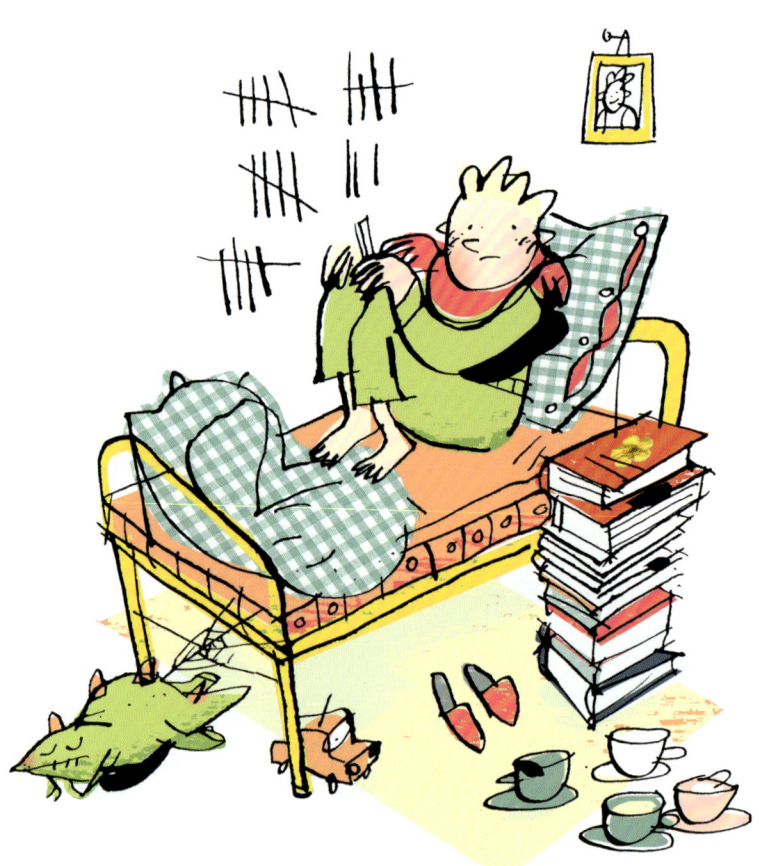

Anfallsleiden) zu tun. Dennoch sollte bei jedem Krampfanfall unmittelbar Hilfe gerufen werden und die Situation medizinisch abgeklärt werden: Oft stellt sich erst im Verlauf der nächsten Stunden heraus, ob es sich tatsächlich „nur" um einen einfachen Fieberkrampf im Rahmen einer Virusinfektion handelt, oder ob ernstere Ursachen dahinter stecken.

4. Welche Krankheiten lassen sich gut zu Hause behandeln?

Ob Sie ihr Kind zuhause gut behandeln können, hängt von mehreren Faktoren ab: dem Alter des Kindes, der Art der Erkrankung und der eigenen Erfahrung und Sicherheit bei der Selbstbehandlung. Wenn das Kind bereits groß genug ist, sich über die Beschwerden zu äußern, ist die Einschätzung leichter.

Ganz allgemein kann man sagen: Häufige Akuterkrankungen wie Schnupfen, Husten oder Magen-Darmverstimmungen lassen sich meist problemlos selbst behandeln. Hilfreich sind dazu Mittel aus der Pflanzenheilkunde, Tees, Wickel, Wasseranwendungen und homöopathische Arzneimittel.

5. Wann muss ich mit meinem Kind zum Arzt?

Wenn das Kind noch sehr klein ist und Art und Ursache der Erkrankung nicht klar einzuschätzen sind, sollte immer ein Arzt hinzugezogen werden. Dies betrifft vor allem kleine Säuglinge mit Fieber, plötzlichem Erbrechen, Trinkverweigerung oder Flüssigkeitsmangel. **Atemprobleme oder Störungen des Bewusstseins sind ein Notfall!**

Wenn **plötzlich starke Schmerzen** wie Kopf- oder Bauchschmerzen auftreten, sollte immer die Ursache erforscht werden: Handelt es sich um eine akut bedrohliche Krankheit? Können eine Hirnhautentzündung bzw. eine Blinddarmentzündung sicher ausgeschlossen werden?

Bei Ohrenschmerzen zeigt die Erfahrung, dass Eltern eine Mittelohrentzündung meistens richtig einschätzen. Hier kann zu Hause – je nach eigener Vorerfahrung – schon einmal mit akut schmerzlindernden Maßnahmen wie Zwiebelwickeln begonnen werden. Bei ausbleibender Besserung und/oder hohem Fieber sollte ein Arzt hinzugezogen werden.

Akut auftretende **Hautausschläge** sind meist schwierig selbst zu beurteilen. Grundsätzlich gilt: Ein juckender Ausschlag spricht eher für eine Allergie (Ausnahme: Windpocken), ein nicht-juckender eher für eine infektiöse Ursache. Bei einer Nesselsucht (Urtikaria), d.h. dem Auftreten von Quaddeln (scharf abgegrenzte, rote oder weiße Erhebungen der Haut) mit Juckreiz, sollte ärztlicher Rat eingeholt werden, da diese unter Umständen in einen allergischen Schock münden können. Alle unklaren Ausschläge sollten spätestens am nächsten Tag nach dem Auftreten vom Arzt beurteilt werden.

Bei allen akut auftretenden Erkrankungen mit schwerer Beeinträchtigung des Allgemeinbefindens sollte die Notrufnummer 112 gewählt werden: Dazu zählen **Atemnot, Bewusstseinsstörungen bis hin zur Bewusstlosigkeit, Krampfanfälle und Vergiftungen.**

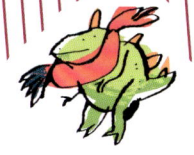

Vorbeugung mit Vitamin K, Vitamin D und Fluorid

In Deutschland werden folgende vorbeugende Maßnahmen für alle Kinder empfohlen (Prophylaxe): die Vorbeugung von Blutungen mit Vitamin K, die Rachitisprophylaxe mit Vitamin D und die Kariesprophylaxe mit Fluorid.

6. Vitamin K wurde schon im Krankenhaus verabreicht. Wofür ist das gut?

Vitamin K wird in Form von Tropfen insgesamt dreimal verabreicht: am 1. Lebenstag und bei den Vorsorgeuntersuchungen U2 und U3 (3.– 10. Lebenstag und 4.–6. Lebenswoche). Allgemein gebräuchlich sind die Präparate Konakion® MM 2 mg Ampullen Lösung oder KA-VIT® Tropfen (2 Tropfen entsprechen 2 mg).

Die Gabe von Tropfen in den Mund gilt als sicher und beugt schweren Blutungen vor (sog. Morbus haemorrhagicus neonatorum). Seit Einführung dieser Maßnahme wird dieses Krankheitsbild glücklicherweise kaum mehr beobachtet.

7. Und wofür ist Vitamin D erforderlich?

Vitamin D ist wichtig für den Knochenaufbau, die tägliche Gabe soll einer Rachitis vorbeugen. Die Einnahme von 500 I.E. (internationalen Einheiten) wird ab der 2. Lebenswoche für das gesamte erste Lebensjahr empfohlen: Dazu wird täglich eine kleine Vitamin D-Tablette aufgelöst und auf einem Löffel verabreicht. Gängige Präparate sind Vigantoletten® 500 Tabletten. Alternativ können auch Tropfen verwendet werden: Vigantol® Öl (1 Tropfen / Tag, entspricht 500 I.E. Vitamin D).

In der vorgeschriebenen Dosierung hat Vitamin D keine Nebenwirkungen. Sollte man die Tablette einmal vergessen haben, ist das natürlich nicht schlimm, so schnell kommt es nicht zu einer Rachitis mit verkrümmten Beinen. Erst eine dauerhafte Unterversorgung führt zu diesem Krankheitsbild.

Ob Vitamin D auch über das erste Lebensjahr hinaus regelmäßig gegeben werden soll, ist Gegenstand aktueller Diskussionen. In Studien wurde herausgefunden, dass ein großer Teil der Bevölkerung über zu niedrige Vitamin D-Spiegel verfügt. Dies betrifft vor allem die Wintersaison, denn Vitamin D wird in erster Linie durch Sonnenbestrahlung der Haut gebildet, und das funktioniert nur im Sommer. Bislang gibt es allerdings keine allgemeine Empfehlung zur Vitamin D-Substitution. Eine Vitamin-Überdosierung ist nämlich ebenfalls möglich und kann zu Schäden führen. Deshalb sollte in Zweifelsfällen eine Blutuntersuchung mit der Bestimmung von Vitamin D3 (25-OH) durchgeführt werden, um die Notwendigkeit einer Vitamineinnahme festzustellen.

8. Zur Vorbeugung von Karies wird auch Fluor empfohlen. Zahnpasta oder Fluoridtablette?

Die Empfehlungen zur Kariesvorbeugung sind leider nicht einheitlich: Die Fachgesellschaften in Deutschland streiten sich um die optimale Vorgehensweise. Während die Gabe von Vitamin D-Tabletten im ersten Lebensjahr weitestgehend einvernehmlich empfohlen wird, ist die Kombination mit Natriumfluorid (z. B. D-Fluoretten® 500) nicht unumstritten.

Viele Geburtskliniken empfehlen bereits ab der zweiten Lebenswoche die Einnahme eines Kombinationspräparats mit Vitamin D plus

Natriumfluorid (z. B. Zymafluor D® 500, D-Fluoretten® 500), das zusätzlich 0,25 mg Fluorid enthält.

Diese zusätzliche Gabe von Fluorid wird viel diskutiert, die Empfehlungen der Zahnärzte weichen teilweise von denen der Kinderärzte ab:

- Das Institut der Deutschen Zahnärzte (IDZ) empfiehlt die Zahnpflege mit fluoridhaltiger Kinderzahnpasta (Fluoridgehalt 500 ppm), sobald die ersten Zähne durchgetreten sind. Eine lokale Anwendung von Fluorid direkt am Zahn wird für effektiver gehalten als das Schlucken von Tabletten. Die zusätzliche Einnahme von Fluoridpräparaten wird nur dann empfohlen, wenn weder fluoridhaltige Zahnpasta noch fluoridhaltiges Speisesalz verwendet werden.
- Die Deutsche Akademie für Kinder- und Jugendmedizin e. V. hingegen rät, die ersten Zähne ohne Zahnpasta zu pflegen und stattdessen im 1. bis 3. Lebensjahr Fluortabletten zu verabreichen. Mit Zahnpasta soll erst dann geputzt werden, wenn das Kind die Zahnpasta zuverlässig wieder ausspucken kann (meist nach dem 3. Lebensjahr). Hauptargument: Zahnpasta sei kein Nahrungsmittel und nicht zum Verzehr geeignet. Generell wird empfohlen, mit Fluorid angereichertes Speisesalz zu verwenden. Wenn kein entsprechendes Salz verwendet wird und die Trinkwasserkonzentration von Fluorid unter 0,3 mg / Liter liegt (kann beim Wasseramt erfragt werden), sollen zusätzlich Fluortabletten auch nach dem 3. Lebensjahr gegeben werden.

Trotz dieses Streits der Fachgesellschaften kommen die unterschiedlichen Empfehlungen letztendlich auf ähnliche Fluoridmengen: Wenn man davon ausgeht, dass ein Säugling etwa 0,5 g fluoridhaltige Zahnpasta (500 ppm) am Tag verschluckt – eine „erbsengroße" Menge –, entspricht das in etwa einer Fluoridtablette (0,25 mg). Eine andere Dosierempfehlung wäre: Die Menge an Zahnpasta zu nehmen, die dem Fingernagel des kleinen Fingers des Kindes entspricht.

\\

Fluorid kann leicht überdosiert werden und zu unschönen Zahnverfär-
bungen führen, die dann ein Leben lang bestehen bleiben (Dentalfluoro-
se). In größeren Mengen können Vergiftungserscheinungen (Schädigung
von Nervenzellen) auftreten.

Fazit: **Eine Überdosierung von Fluorid sollte unbedingt vermieden
werden**, daher entweder nur fluoridhaltige Zahnpasta oder nur Fluorid-
tabletten verwenden!

\\

Weitere Informationen finden Sie unter folgenden Adressen:
* www.dgkj.de/uploads/media/Gesunde_Zaehne_fuer_mein_
Kind.pdf
* www.uniklinikum-dresden.de/das-klinikum/kliniken-polikli-
nikeninstitute/zmk/download/UKD_ZMK_Zahnwelt_web.pdf

Zahnpflege und Schnuller

9. Was kann man noch für gesunde Zähne tun?

Abgesehen von Fluorid ist die korrekte Zahnpflege entscheidend. Sobald
die Zähne durchgebrochen sind, sollte eine Säuglingszahnbürste verwendet werden. Anfangs können die Zähne auch mit einem Wattestäbchen
oder einem Gummifingerling und etwas Wasser abgerieben werden.

Die Reinigung der ersten Zähne sollte insbesondere dann erfolgen, wenn nachts eine Milchflasche gegeben wird und das Baby anschließend weiterschläft. Ziel sollte sein, das Zähneputzen zu einer
Selbstverständlichkeit zu machen – so vermeiden Sie früh auftretende
Zahnkaries.

Vermieden werden sollte das ständige Nuckeln an der Flasche oder an der Brust zur Beruhigung oder auch ständiges Essen (z. B. Kekse) – das so genannte „Grasen" (in Anlehnung an das Fressverhalten von Kühen). Auch das Einschlafen mit Milchfläschchen ist sehr ungünstig. Dies kann schon früh zum „Nuckelflaschenkaries" führen, von welchem nach aktuellen Zahlen der Zahnärzte 10–15 Prozent der Dreijährigen in Deutschland betroffen sind.

Eine besondere Bedeutung hat der Zahnstatus der Eltern, denn Kariesbakterien können von den Eltern aufs Kind übertragen werden. Die Zahnpflege und regelmäßige Prophylaxe beim Zahnarzt sind daher für die Eltern genauso wichtig wie für das Kind.

…und wie kann ich Zahn- und Kieferfehlstellungen vorbeugen?

Stillen erleichtert das Erlernen eines korrekten Bewegungsmusters der Zunge, die Sprachbildung und die Kieferentwicklung. Das frühzeitige Umstellen von Flaschensaugern und Schnabelaufsätzen auf Tassen und Becher ab dem 2. Lebensjahr beeinflusst die weitere Zahn- und Kieferentwicklung günstig. Also: Stillen Sie – und vermeiden Sie den Schnuller oder gewöhnen Sie ihn beizeiten wieder ab.

10. Ich weiß, dass der ständige Gebrauch des Schnullers nicht so gut ist. Aber wie gewöhne ich ihn wieder ab?

Zwischen dem 7. Lebensmonat und dem 2. Lebensjahr kann der Schnuller abgewöhnt werden. In den meisten Fällen gelingt das völlig problemlos von heute auf morgen. Günstig ist immer eine Absprache mit dem Kind – wichtig ist, dass es den Schnuller freiwillig abgibt. Man kann ihn auch von der „Schnullerfee" abholen lassen oder dem Nikolaus in den Stiefel stecken.

Manche Kinder hängen jedoch sehr an ihrem Schnuller und wollen ihn einfach nicht loslassen. Für solche Fälle gibt es einen einfachen Trick: Man kann den Schnuller an der Spitze täglich ca. 1 mm ab-

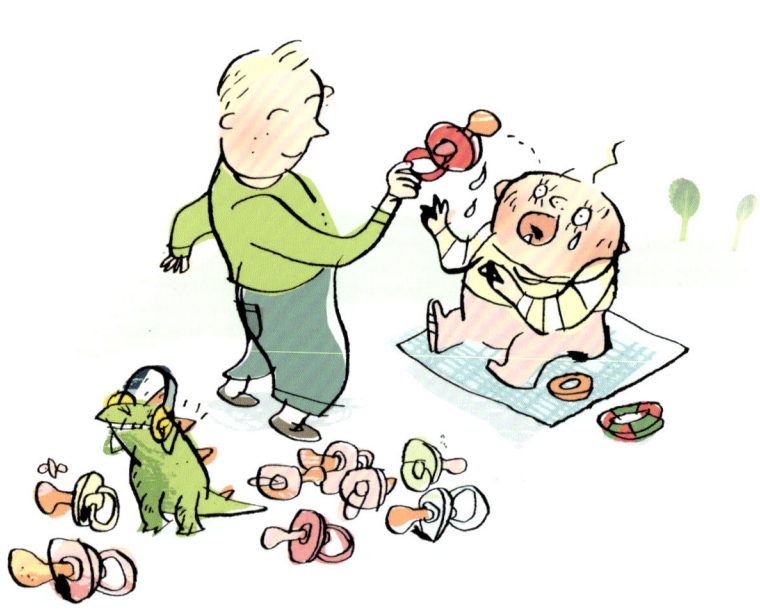

schneiden, so dass er jeden Tag etwas kürzer wird. Schließlich bleibt nur noch die Platte übrig, die dann wie eine Mundvorhofplatte aussieht. Das Kind wird so ganz rasch vom Schnuller entwöhnt.

Als Schnullerersatz, also zur Beschäftigung in der Kau- und Greifphase (ca. 7.–9. Monat), können auch ein Beißring oder eine Karotte dienen. Wenn der Schnuller partout nicht abzugewöhnen ist und gröbere Zahnfehlstellungen oder Kieferveränderungen zu befürchten sind, kann bei Kindern im 3. Lebensjahr der Beruhigungssauger ausnahmsweise durch eine Mundvorhofplatte ersetzt werden. Dabei handelt es sich um eine Kunststoffplatte, die zwischen Zähnen und Lippen sitzt, der eigentliche Gummiteil fehlt aber. Die Mundvorhofplatte wird von Kindern erstaunlich gut angenommen. Auch Daumen- oder Fingerlutscher können damit einen Ersatz finden. Die Zahn- und Kieferentwicklung wird dadurch günstig beeinflusst (Quelle: Dr. C. Tigges-Zuzok, audiente Institut Essen, www. audiente.de).

Stillen

11. Wie lange sollte man einen Säugling stillen?

Muttermilch gilt unumstritten als beste und gesündeste Ernährung für den Säugling, denn sie verfügt über eine ideale Zusammensetzung aller für Wachstum und Entwicklung notwendigen Nährstoffe. Darüber hinaus fördert das Stillen den intensiven Kontakt zwischen Mutter und Kind. Muttermilch ist immer frisch, sauber und jederzeit verfügbar. Stillen wirkt vorbeugend gegen Allergien, schützt durch Übertragung von Antikörpern vor Infektionen, möglicherweise beugt es sogar einem späteren Übergewicht vor und senkt das Risiko von Herz-Kreislauferkrankungen. Muttermilch ist eine vollwertige Nahrung und für eine gesunde Ernährung ausreichend. Wenn möglich, sollte jeder Säugling von Geburt an gestillt werden. Am besten ist es, die ersten 4 (bis 6) Monate voll zu stillen und ab dem 5. Lebensmonat mit Beikost zu beginnen.

Die Hebamme kann Ihnen viele hilfreiche Tipps rund ums Stillen geben. Außerdem gibt es mittlerweile professionelle Organisationen wie „La Leche League Internationale", die so genannte Still- bzw. Laktationsberaterinnen ausbilden (IBCLC = International Board Certified Lactation Consultant).

...und soll ich meinem Baby neben dem Stillen Tee geben?

Die zusätzliche Gabe von Tee ist für die Ernährung zwar nicht unbedingt notwendig, hat aber einige Vorteile: Kinder, die voll gestillt werden, gewöhnen sich an den Sauger und können später einfacher mit Fläschchen gefüttert werden. An heißen Tagen im Sommer ist eine zusätzliche Flüssigkeitszufuhr ohnehin sinnvoll. Es empfiehlt sich Fencheltee, der nicht gesüßt sein sollte, damit der Zahnschmelz geschont wird.

Muttermilchersatz

12. Was mache ich, wenn eine Ernährung mit Muttermilch nicht möglich ist?

Die handelsüblichen Milchnahrungen sind der Muttermilch nachempfunden und enthalten alle wichtigen Nährstoffe. So genannte Pre-Nahrungen (volladaptiert) werden bis zur 6. Lebenswoche empfohlen. Sie dienen als Muttermilchersatz bei nicht oder teilgestillten Säuglingen und sind relativ dünnflüssig.

Die so genannten 1er-Nahrungen (teiladaptiert) werden ab der 6. Lebenswoche empfohlen. Die Konsistenz ist sämiger als bei den Pre-Nahrungen, und sie machen länger satt.

Ab dem 5. Lebensmonat werden so genannte Folgenahrungen emp-fohlen, die etwas mehr Energie und Eiweiß enthalten. Verwenden Sie möglichst ein Produkt, das Probiotika enthält (z.B. Bifidobakterien). Diese stärken die Darmflora und wirken vorbeugend gegen Allergien. In der Tabelle sehen Sie, um welche Produkte es sich dabei handeln kann.

Säuglingsnahrungen für gesunde Säuglinge (Auswahl)

- Pre-Nahrungen (volladaptiert): Lactana Bio PRE, Humana PRE, BEBA PRO PRE, HiPP PRE Bio/Combiotik
- 1er-Nahrungen (teiladaptiert): Lactana Bio 1, Humana 1, BEBA PRO 1, HiPP 1 Bio/Combiotik
- Folgenahrungen: Lactana Bio 2, Humana 2, BEBA PRO 2, HiPP 2 Bio/Combiotik

13. Welche Trinkmengen werden bei Ernährung mit dem Fläschchen empfohlen?

In der folgenden Tabelle können Sie ablesen, welche Trinkmengen an Milch in etwa sinnvoll sind, um ein gesundes Wachstum und eine ausreichende Gewichtszunahme zu gewährleisten. Die Trinkmenge bezieht sich dabei immer auf das Körpergewicht (KG).

Alter	Flüssigkeitsbedarf pro Tag	Beikost mittags	Beikost nachmittags	Beikost abends
10 Tage	125–150 ml/kg KG	–	–	–
3 Monate	140–160 ml/kg KG	–	–	–
5 Monate	140–160 ml/kg KG	✓	–	–
6 Monate	130–155 ml/kg KG	✓	–	✓
7 Monate	130–155 ml/kg KG	✓	✓	✓
9 Monate	125–145 ml/kg KG	✓	✓	✓
12 Monate	120–135 ml/kg KG	✓	✓	✓

Beispiel: Ein 5 kg schwerer Säugling im Alter von 3 Monaten sollte mindestens 5 x 140 ml = 700 ml pro Tag trinken.

Abstillen und Beikost

14. Ich will langsam abstillen und zufüttern – welche Empfehlungen gibt es für die Beikost?

In Deutschland geben unter anderem die Deutsche Gesellschaft für Ernährung e. V. (www.dge.de) und das Forschungsinstitut für Kinderernährung Dortmund (fke-do.de) offizielle Empfehlungen für eine gesunde Ernährung.

Für das erste Lebensjahr gilt: Ab dem 5. Monat sollte mit dem Zufüttern von Beikost begonnen werden. Als erster Brei wird ein Gemüsebrei, dann ein Gemüse-Kartoffelbrei und schließlich ein Gemüse-Kartoffel-Fleischbrei empfohlen. Er kann mittags eingeführt werden und ersetzt eine Milchmahlzeit. Die übrigen Mahlzeiten werden weiterhin in Form von Muttermilch oder Säuglingsmilch gegeben. Nach einem Monat wird eine weitere Milchmahlzeit durch einen Milch-Getreidebrei ersetzt. Als dritter Brei wird nach einem weiteren Monat ein milchfreier Getreide-Obstbrei empfohlen.

Sie sollten bei der Einführung dieser ersten Beikost nichts überstürzen. Es genügt, mit einer reinen Gemüsezubereitung zu beginnen und Ihr Kind allmählich an den Löffel zu gewöhnen. Nach etwa einer Woche können Sie zu einem Gemüse-Kartoffelbrei mit Fettzusatz (z. B. Rapsöl) übergehen, nach einer weiteren Woche können Sie Ihrem Kind einen vollständigen Gemüse-Kartoffel-Fleischbrei geben.

Zwischen dem 10. und 12. Monat erfolgt ein allmählicher Übergang von den Breimahlzeiten zur Familienkost.

Der Ernährungsplan für das erste Lebensjahr

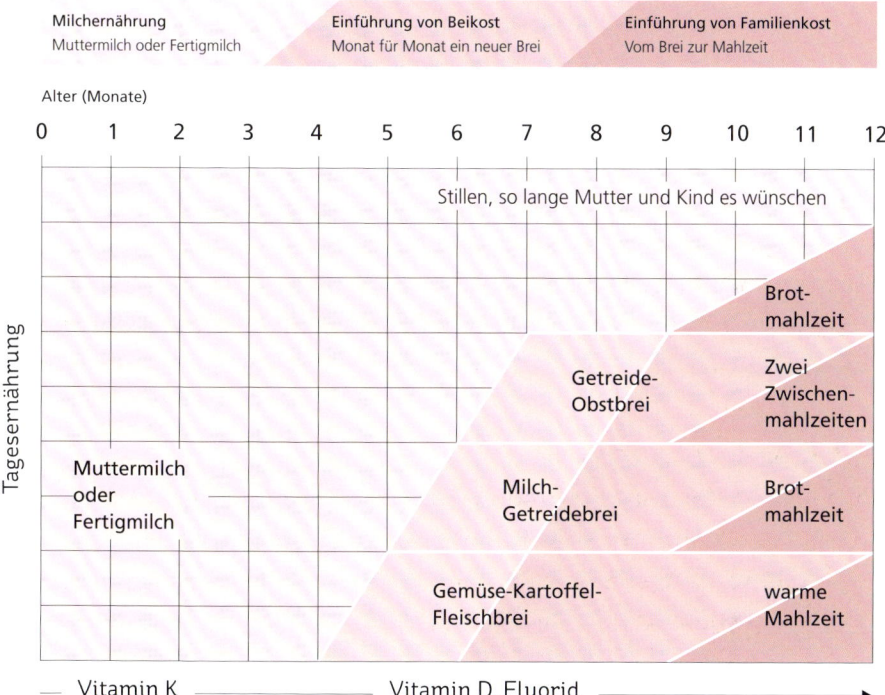

(Quelle: Forschungsinstitut für Kinderernährung Dortmund)

15. Soll ich selber kochen, oder kann ich auch Gläschen geben?

Die Beikost für den Säugling kann grundsätzlich selbst zuberei-
tet oder in Form von industriell hergestellten Produkten gegeben
werden. Für eine ausgeglichene Nährstoffzufuhr sind nur wenige
nährstoffreiche Lebensmittel in aufeinander abgestimmten Mahlzeiten erforderlich. Selbst zubereitete Beikost ist vielfältiger und
billiger, erfordert aber auch besondere Sorgfalt und einen größeren
Aufwand.

Versuchen Sie, möglichst nur Bioprodukte einzukaufen. Die meisten handelsüblichen Fertiggläschen verwenden Zutaten aus biologischem Anbau und sollten daher praktisch frei von Pestizidrückständen sein. Achten Sie darauf, dass die Gläschen keine geschmacksverstärkenden Zutaten wie Gewürze, Nüsse, Kakao, künstliche Aromen usw. enthalten. Auch der Zusatz von Zucker oder Salz ist unnötig.

Wenn Sie sich dafür entscheiden, selbst zu kochen, finden Sie hier das Rezept für den beschriebenen Gemüse-Kartoffel-Fleischbrei. Ein Tipp: Sie können auf Vorrat kochen, dann den Brei in gut ausgewaschene leere Babygläschen oder Plastikkontainer füllen und als Ganzes einfrieren.

Gemüse-Kartoffel-Fleischbrei (5.–7. Monat)

90–100 g Gemüse (z. B. Karotten, Fenchel, Kohlrabi, Zucchini, Blumenkohl, Broccoli, Pastinaken, Kürbis) klein schneiden und zusammen mit 40–60 g geschälten und klein geschnittenen Kartoffeln dünsten. Separat 20–30 g mageres Fleisch (Rind, Geflügel, Lamm) in wenig Wasser weich kochen, klein schneiden und pürieren. Das pürierte Fleisch zum Gemüse geben, noch einmal aufkochen lassen. 30–45 g Obstsaft (Vitamin C) zugeben. 8–10 g Rapsöl unterrühren.

Auch den Milch-Getreidebrei können Sie selbst herstellen oder fertig kaufen. Als Milch ist eine industriell hergestellte Säuglingsmilch geeignet. Eine Obst- und Getreidesorte ist ausreichend. Kommerzielle Produkte finden Sie als fertige Gläschenkost unter Bezeichnungen wie „Milchfertigbrei", „Abendbrei" usw. Zur eigenen Herstellung können Sie folgendes Rezept nehmen:

Milch-Getreidebrei (ab 6.–8. Monat)

In 200 ml Säuglingsmilch 20 g Vollkorn-Getreideflocken (z. B. Haferflocken, Grieß, Reis) aufkochen. 20 g Obstsaft oder -püree (Vitamin C) unterrühren.

Der Getreide-Obstbrei ergänzt die beiden anderen Breie und die verbleibenden Milchmahlzeiten. Kommerziell hergestellte Getreide-Obstbreie finden Sie z. B. unter den Bezeichnungen Vollkorn-Früchtebrei oder als Zwieback- bzw. Keksbrei. Wenn Sie selber kochen möchten, können Sie folgendes Rezept nehmen:

Getreide-Obstbrei (ab 6.–8. Monat)

20 g Vollkorn-Getreideflocken (z. B. Haferflocken, Grieß, Reis) mit 90 ml Wasser aufkochen, 100 g Obstpüree oder -saft (Vitamin C) zugeben und 5 g Butter unterrühren.

16. Wenn ich anfange, zuzufüttern – wie viel muss mein Baby zusätzlich noch trinken?

Neben der Beikost und den verbleibenden Milchmahlzeiten benötigt der Säugling zur Deckung des Flüssigkeitsbedarfs zusätzlich Getränke. Im Rahmen des weiter oben vorgestellten „Ernährungsplans" des Forschungsinstituts für Kinderernährung Dortmund liegt der Bedarf bei 1 Tasse Wasser (ca. 200 ml) pro Tag. Empfehlenswert sind Leitungswasser, Mineralwasser oder ungesüßter Tee.

Ab dem 10.–12. Monat gehen die Milch- und Beikostmahlzeiten der Säuglingsernährung in die drei Hauptmahlzeiten und zwei Zwischenmahlzeiten der Familienkost über. Statt der Milchmahlzeit zum Frühstück kann das Kind allmählich beginnen, Vollmilch aus einer Tasse zu trinken und dazu kleingeschnittenes Brot zu essen.

Solange das Kind aus der Flasche trinkt, sollte weiterhin Säuglings-
milch verwendet werden. Der meist zu Mittag gegebene Gemüse-
Kartoffel-Fleisch-Brei kann aus Zutaten der Familienkost bestehen.
Die zwei weiteren Breimahlzeiten werden nach und nach durch ein
Abendessen (z.B. Brot, Vollmilch aus der Tasse) ersetzt (www.dge.de;
www.fke-do.de).

17. Worauf muss ich beim Zufüttern achten, um Allergien zu vermeiden?

Am häufigsten entwickeln sich Nahrungsmittelallergien auf Hühner-
ei, Kuhmilch, Soja, Nüsse, Fisch und Weizen. Darüber hinaus reagieren Kinder häufig empfindlich auf Tomaten, Paprika, Zitrusfrüchte,
Kiwi, Erdbeeren, Äpfel und verschiedene Säfte aus diesen Obstsorten.

Wenn die tägliche Menge an Milch allmählich abnimmt, sollte unbedingt auf eine ausreichende Kalziumzufuhr geachtet werden. Ein
sehr gut verträglicher Fertigbrei ist der SINLAC® Spezialbrei, der
auch mit anderen Zutaten (z.B. Reisflocken) gemischt werden kann.

Die Notwendigkeit der Vermeidung bestimmter Nahrungsmittel
als vorbeugende Maßnahme im 1. Lebensjahr im Sinne einer Primär-
prävention – also bei gesunden Kindern, bei denen keine konkreten
Symptome für eine Allergie vorliegen – wurde vor einigen Jahre in
Frage gestellt, da aktuelle Studienergebnisse diesbezüglich keine Ef-
fekte zeigen konnten. Man geht sogar davon aus, dass Fischkonsum
im 1. Lebensjahr – mit Beginn möglichst zwischen dem 8. und 9. Lebensmonat – einen schützenden Effekt auf die Entwicklung atopischer
Erkrankungen hat. Wahrscheinlich gibt es einen solchen Schutzeffekt
auch bei anderen Nahrungsmitteln.

Unabhängig von der aktuellen Datenlage gelten folgende Nahrungsmittel als „unverdächtig" in Hinblick auf ein erhöhtes Risiko für
eine Allergie:

\\

Empfehlenswerte Beikost bei Allergiegefährdung

- Gemüse: Zucchini, Gurke, Broccoli, Kohlrabi, Fenchel, Kürbis, Kartoffeln
- Öle: Distelöl, Olivenöl, Leinöl, Rapsöl
- Fleisch: Geflügel, Lamm
- Fisch
- Getreide: Reis, Hirse, Mais, Buchweizen
- Obst: Birne, Banane, Melone

\\

„Atopierisiko" – Allergieneigung in der Familie

18. Wir haben Allergiker in der Familie. Wie kann ich mein Baby vor Allergien schützen?

Nach aktuellen Statistiken entwickeln ca. 30–50 % der Kinder mit „Atopierisiko" ein atopisches Ekzem (Neurodermitis). Der Begriff „Atopierisiko" bedeutet, dass ein Elternteil oder ein Geschwisterkind an Allergien leidet. Bei 25 % dieser Kinder entwickelt sich bis zum Alter von 3 Jahren eine Nahrungsmittelallergie, am häufigsten gegen Hühnereiweiß und Kuhmilcheiweiß. Statistisch gesehen ist also jedes 4. Kind mit Allergikern in der engsten Familie betroffen. Grund genug, sich bei einer solchen Allergieneigung in der Familie frühzeitig über eine gesunde, allergievermeidende Ernährung des Säuglings Gedanken zu machen.

Wie bereits oben geschildert, gilt Stillen in den ersten 4 (bis 6) Lebensmonaten und die Einführung von Beikost ab dem 5. Lebensmonat als effektive Maßnahme zur Vorbeugung von Allergien.

Wenn Stillen nicht möglich ist, bieten sich folgende Säuglingsnahrungen an: Bei den so genannten HA-Nahrungen (hypoallergen, teilhydrolysiert) sind die Eiweißkörper teilweise aufgespalten, was bei Atopierisiko möglicherweise einen Vorteil darstellt. Analog zu den

1er-Nahrungen enthalten diese Produkte alle notwendigen Nährstoffe. In der GINI-Studie (2003) wurde gezeigt, dass Kinder mit Asthma in der Familie von einer HA-Nahrung profitieren (BEBA H.A.), bei atopischem Ekzem in der Familie allerdings nur von einer stark hydrolysierten Nahrung (Nutramigen).

Inzwischen wurde in mehreren Studien festgestellt, dass die Einnahme von Probiotika in der Schwangerschaft (2–4 Wochen vor der Entbindung) und 6 Monate danach das Risiko für Neurodermitis senkt. Daher kann es auch sinnvoll sein, eine Säuglingsnahrung zu wählen, die bereits mit Probiotika angereichert ist. Alternativ kann ein Präparat verabreicht werden, das auch die Mutter während der Schwangerschaft und der Stillphase einnehmen kann:

- LGG Kapseln (Fa. InfectoPharm) = Lactobacillus GG (Dosierung: 2 x 1 Kapsel / Tag)
- Lacteol® Pulver (Fa. Axcan Pharma) = Lactobacillus acidophilus (Dosierung: 1 Beutel / Tag)

19. Was mache ich, wenn mein Kind bereits Zeichen einer Allergie zeigt?

Wenn bereits Zeichen einer Allergie vorhanden sind, kann der Einsatz einer Spezialnahrung überlegt werden. Dabei handelt es sich um hydrolysierte Produkte, bei denen die Eiweißkörper stark aufgespalten sind, Nahrungen auf Aminosäuren-Basis oder Soja-Nahrungen. Soja-Nahrungen werden allerdings in letzter Zeit weniger empfohlen, da es wegen der hormonähnlichen Wirkung gesundheitliche Bedenken gibt. Die Verwendung von Spezialnahrungen sollte ausführlich besprochen und ärztlich angeordnet werden. Diese Produkte sind teilweise erheblich teurer, die Mehrkosten werden meist von der Krankenversicherung übernommen.

\\

Hypoallergene Säuglingsnahrungen für allergiegefährdete Säuglinge (Auswahl)

- Pre-HA-Nahrungen (volladaptiert): Lactana Pre HA, Humana HA PRE, BEBA HA PRE, HiPP PRE HA Combiotik
- 1er-HA-Nahrungen (teiladaptiert): Lactana HA 1, Humana HA 1, BEBA HA 1, HiPP HA 1 Combiotik
- HA-Folgenahrungen: Lactana HA 2, Humana HA 2, BEBA H.A.2, HiPP HA 2 Combiotik

Spezialnahrungen bei nachgewiesener Allergie (Auswahl)

- Stark hydrolysierte Nahrung: Althéra, Aptamil Pregomin, Nutramigen LGG lipil
- Aminosäuren-Nahrung: Neocate infant, Neocate active, Aptamil Pregomin AS
- Semielementare Nahrung: Alfaré

\\

20. Zwar kein Drama, aber doch ein echtes Problem für den Säugling: Was tun bei verstopfter Nase?

Empfehlenswert ist die Verwendung von Salzlösungen (möglichst physiologische Kochsalzlösung mit einer Konzentration von 0,9 % oder Emser®), die als Nasenspray oder Nasentropfen im Handel sind.

So genannte „abschwellende" Nasentropfen, die zumeist den Wirkstoff Oxymetazolin enthalten, sind zwar kurzfristig wirksam und lassen die Nasenschleimhäute für ein paar Stunden abschwellen, danach kommt es aber zu einer Gegenreaktion („Rebound"), und die Nase schwillt erst recht wieder zu. Vor allem bei Säuglingen und Kleinkindern ist hier Vorsicht geboten, eine zu hohe Dosierung kann schaden. Die Durchblutung der Schleimhäute wird gedrosselt, die körpereigene Immunabwehr wird dadurch schlechter, und die Nase trocknet durch diese Sprays rasch aus.

Vorsorge und Impfen

21. Das „gelbe Heft" – wofür ist es gut?

Die Vorsorgeuntersuchungen dienen dazu, das Kind in seiner Entwicklung zu begleiten und gesundheitliche Störungen rechtzeitig zu erkennen. Bei jedem Termin werden eine gründliche körperliche Untersuchung und – je nach Alter – verschiedene Tests durchgeführt. Deshalb ist es wichtig, dass Eltern diese Vorsorgeuntersuchungen wahrnehmen. Denn sie dienen nicht nur dazu, den momentanen Gesundheitszustand zu erfassen und möglichen Problemen vorzubeugen, sondern auch ein Bild von der Entwicklung des Kindes zu erhalten.

Die empfohlenen Zeitpunkte:

U1:	1. Lebenstag
U2:	3.–10. Lebenstag
U3:	4.–6. Lebenswoche
U4:	3.–4. Lebensmonat
U5:	6.–7. Lebensmonat
U6:	10.–12. Lebensmonat
U7:	21.–24. Lebensmonat
U7a:	36 Monate
U8:	43.–48. Lebensmonat
U9:	60.–64. Lebensmonat
U10*:	7–8 Jahre
U11*:	9–10 Jahre
J1:	13 Jahre
J2*:	16–17 Jahre

*Vorsorgetermin auf Vorschlag des Berufsverbandes für Kinder- und Jugendärzte e. V., bislang nicht im Pflichtprogramm enthalten

22. Was ist beim Thema Impfungen, vor allem im ersten Lebensjahr, zu bedenken?

Die Ständige Impfkommission (STIKO) in Berlin gibt in regelmäßigen Abständen Impfempfehlungen heraus, die für ganz Deutschland gelten. Die folgende Tabelle gibt darüber Auskunft (Quelle: www.rki.de, Stand: 24. August 2015):

STIKOEmpfehlungen	Alter in Wochen	Alter in vollendeten Monaten					Alter in vollendeten Jahren	
	6	2	3	4	11–14	15–23	5–6	9–17
Tetanus (T)		G1	G2	G3	G4	N	A1	A2
Diphtherie (D/d)		G1	G2	G3	G4	N	A1	A2
Pertussis (Keuchhusten) (aP)		G1	G2	G3	G4	N	A1	A2
Haemophilus influenzae b (Hib)		G1	G2[c]	G3	G4	N		
Poliomyelitis (Kinderlähmung) (IPV)		G1	G2[c]	G3	G4	N	N	A1
Hepatitis B (HB)		G1	G2[c]	G3	G4	N	N	N
Pneumokokken[a]		G1		G2	G3	N		
Rotaviren	G1[b]	G2	G3					
Meningokokken C					G1 (ab 12 Mon.)		N	N
Masern					G1	G2	N	
Mumps					G1	G2	N	
Röteln					G1	G2	N	
Windpocken					G1	G2	N	
Humane Papillomaviren (HPV)								G1[d], G2[d]

Anmerkungen zur Tabelle S. 29

G = Grundimmunisierung (in bis zu 4 Teilimpfungen G1-G4)

A = Auffrischimpfung

N = Nachholimpfung (Grundimmunisierung aller noch nicht Geimpften

bzw. Komplettierung einer unvollständigen Impfserie)

a Frühgeborene erhalten eine zusätzliche Impfstoffdosis im Alter von 3 Monaten, d. h. insgesamt 4 Dosen.

b Die 1. Impfung sollte bereits ab dem Alter von 6 Wochen erfolgen, je nach verwendetem Impfstoff sind 2 bzw. 3 Dosen im Abstand von mindestens 4 Wochen erforderlich.

c Bei Anwendung eines monovalenten Impfstoffes kann diese Dosis entfallen.

d Standardimpfung für Mädchen im Alter von 9–13 bzw. 9–14 Jahren (je nach verwendetem Impfstoff) mit 2 Dosen im Abstand von 6 Monaten, bei Nachholimpfung im Alter > 13 bzw. > 14 Jahren oder bei einem Impfabstand von < 6 Monaten zwischen 1. und 2. Dosis ist eine 3. Dosis erforderlich (Fachinformation beachten).

Da keine gesetzliche Pflicht zur Impfung besteht, bleibt die Entscheidung letztlich bei den Eltern: Es gilt also – wie so oft im Leben –, zwischen verschiedenen Risiken abzuwägen und die beste, momentan mögliche Entscheidung für Ihr Kind zu treffen.

Wichtig: Vor jeder Impfung wird Ihr Kind genau untersucht, um eine akute Erkrankung auszuschließen. In den letzten zwei Wochen vor dem Impftermin sollten keine akuten Infektionen mit Fieber aufgetreten sein.

Unbestritten haben Impfungen dazu beigetragen, dass viele schwere, früher oft tödlich verlaufende Krankheiten deutlich seltener oder überhaupt nicht mehr auftreten. Ein gutes Beispiel dafür ist die Kehldeckelentzündung durch Haemophilus influenzae b (Hib), an der vor Einführung der Impfung viele Kinder erkrankt sind – nicht selten mit tödlichem Ausgang. Heutzutage ist diese Erkrankung glücklicherweise eine Seltenheit geworden. Ob wirklich alle aktuellen Impfempfehlungen sinnvoll sind, darüber wird viel diskutiert und gestritten, beispielsweise im Falle der Windpocken, der Rotaviren- oder der HPV-Infektion. In diesem Zusammenhang ist interessant, dass die Impfempfehlungen der einzelnen EU-Länder teilweise deutlich voneinander abweichen und auch laufend verändert werden (vgl. http://vaccine-schedule.ecdc.europa.eu/Pages/Scheduler.aspx).

Immer wieder werden aber auch schwere Nebenwirkungen bzw. Symptome festgestellt, die im zeitlichen Zusammenhang mit Impfungen auftreten. Leider ist derzeit die Datenlage nicht immer eindeutig und in vielen Punkten sehr dürftig: Zahlreiche strittige Punkte zu diesem Thema sind bisher noch nicht ausreichend erforscht.

Jeder Arzt, der Impfungen durchführt, ist dazu verpflichtet, den Erziehungsberechtigten ein persönliches Beratungsgespräch anzubieten. Nehmen Sie dieses Gespräch bei Ihrem behandelnden Kinderarzt wahr, um Ihre Fragen zu Impfungen ausführlich zu besprechen und die Vor- und Nachteile kennenzulernen. Bei jeglichen Impfreaktionen oder Nebenwirkungen sollten Sie sich bei dem Arzt melden, der die Impfung durchgeführt hat. In bestimmten Fällen müssen Nebenwirkungen, wenn diese über ein gewisses Maß hinausgehen, als Verdacht auf Impfkomplikation an die Behörden gemeldet werden.

23. Gegen welche Krankheiten soll geimpft werden?

Derzeit sind mehrere Kombinationsimpfstoffe zur Grundimmunisierung für Säuglinge zugelassen: Es gibt Sechsfachimpfstoffe (Tetanus,
Diphtherie, Pertussis, Poliomyelitis, Haemophilus influenzae b, Hepatitis B), Fünffachimpfstoffe (wie Sechsfach, aber ohne Hepatitis B)
und Dreifachimpfstoffe (Tetanus, Diphtherie, Pertussis). Für die Pneu-
mokokkenimpfung gibt es Einzelimpfstoffe, die separat verabreicht
werden müssen.

Für das 2. Lebensjahr sind derzeit vorgesehen: Impfstoffe gegen
Meningokokken C (Einzelimpfstoff), ein Dreifachimpfstoff gegen Masern, Mumps, Röteln und ein Vierfachimpfstoff, der zusätzlich gegen
Windpocken schützen soll. Gegen Windpocken gibt es auch Einzelimpfstoffe.

Die folgenden Krankheiten sollen durch die Impfungen vermieden
werden:

- **Tetanus (Wundstarrkrampf):** Eine Infektion mit Tetanusbakterien
  entsteht bei Unfällen und Verletzungen, bei denen Schmutz in die
  Wunde gerät. Diese heute selten gewordene Erkrankung kann lebensbedrohlich verlaufen und führt zu krampfartigen Lähmungen
  der Muskulatur und schließlich zur Atemlähmung.
- **Diphtherie (echter Krupp):** Eine Infektion mit Diphtheriebakte-
  rien führt zu einer schweren Halsentzündung mit dicken Belägen,
  schließlich zum so genannten Krupp mit Kehlkopfentzündung bis
  hin zu lebensbedrohlichen Lähmungen der Gaumensegel und der
  Atemmuskulatur, zu Nieren- und Herzversagen.
- **Pertussis (Keuchhusten):** Der Keuchhusten kann zu schwersten,
  krampfartigen Hustenanfällen mit Würgen und Erbrechen führen,
  selten auch zu Lungenentzündungen oder zu einer Beteiligung des
  Gehirns (Enzephalopathie) mit Krampfanfällen. Gefürchtet sind –
  insbesondere im Säuglingsalter – Atemstillstände im Schlaf.

- **Poliomyelitis (Kinderlähmung):** Bei dieser, in unseren Breiten so gut wie nicht mehr vorkommenden Virusinfektion kann es zu grippeartigen Symptomen mit Durchfall kommen, selten auch zur typischen Kinderlähmung mit Muskelsteife und bleibenden Lähmungserscheinungen.
- **Haemophilus influenzae b (Hib):** Haemophilus influenzae Typ b ist ein Bakterium, das früher für bis zu 50 % aller auftretenden Gehirnhautentzündungen (Meningitis) insbesondere im Säuglings- und Kleinkindesalter verantwortlich war. Eine zweite Erkrankung ist die lebensbedrohlich verlaufende Kehldeckelentzündung (Epiglottitis).
- **Hepatitis B (Leberentzündung):** Hepatitis B-Viren können durch direkten Kontakt mit Blut (z. B. Blutkonserve im Krankenhaus) oder durch Geschlechtsverkehr übertragen werden. Akut kommt es zu einer Entzündung der Leber mit Gelbsucht, eine chronische Infektion kann zu Leberzirrhose und Leberkrebs führen.
- **Pneumokokken:** Pneumokokken sind weit verbreitet und können zu unterschiedlichen Infektionen führen: Mittelohr-, Lungen-, Nasennebenhöhlen-, Hirnhautentzündung u. a. Die Patienten haben in der Regel hohes Fieber und werden oft mit Antibiotika behandelt.
- **Masern:** Eine Infektion mit dem Masernvirus (Inkubationszeit 8–12 Tage) führt zunächst zu grippeähnlichen Beschwerden mit Fieber, schließlich entsteht der typische Hautausschlag bei reduziertem Allgemeinzustand. Komplikationen sind Lungen- und Mittelohrentzündung, außerdem die gefürchtete Gehirnentzündung (1:500–1:2000), die in 25 % zu bleibenden Schäden oder sogar zum Tode führen kann.
- **Mumps:** Eine Infektion mit dem Mumpsvirus (Inkubationszeit 12–25 Tage) führt zu einer meist beidseitigen Ohrspeicheldrüsenentzündung, die folgenlos von selbst abklingt. Selten kommt es zu einer Hirnhaut-, Bauchspeicheldrüsen- oder Hodenentzündung; letztere kann bei geschlechtsreifen Jungen zu Unfruchtbarkeit führen.

33

- **Röteln:** Eine Infektion mit dem Rötelnvirus (Inkubationszeit 2–3 Wochen) führt zum typischen Ausschlag und Schwellung der Lymphknoten im Nacken; gelegentlich kommt es zu Gelenksbeschwerden. Gefährlich sind Röteln in der Regel nur für das ungeborene Kind bei Schwangeren. Daher wird für jedes Mädchen im geschlechtsreifen Alter empfohlen, einen Rötelnschutz zu haben.
- **Varizellen (Windpocken):** Windpocken sind eine allseits gut bekannte Kinderkrankheit: Nach einer Inkubationszeit von durchschnittlich 2–3 Wochen kommt es zum typischen, juckenden Bläschenausschlag am ganzen Körper, der ca. 5 Tage lang sehr ansteckend ist. Komplikationen sind im Kindesalter selten (Kleinhirnentzündung 1:4000, Gehirnentzündung 1:25 000, bakterielle Sekundärinfektionen u. a.).
- **Meningokokken C:** Meningokokken werden durch Tröpfcheninfektion übertragen und können zu Hirnhautentzündung (Meningitis) und Sepsis (Blutvergiftung) führen. Die Erkrankung verläuft in 7–10 % der Fälle tödlich. Ein erhöhtes Krankheitsrisiko haben Kinder in den ersten fünf Lebensjahren, Jugendliche und Patienten mit Störungen des Immunsystems. Die Erkrankung durch Meningokokken C ist im Vergleich zur Erkrankung durch die Gruppe B deutlich seltener. Laut Angaben des Robert Koch-Instituts erkranken in Deutschland etwa 100 Menschen pro Jahr an einer invasiven Meningokokken C-Infektion (Meningitis und / oder Sepsis).
- **Humane Papillomaviren (HPV):** Für Mädchen zwischen 9 und 14 Jahren empfiehlt die STIKO seit einigen Jahren die Impfung gegen humane Papillomaviren (HPV). Diese Maßnahme soll gegen Gebärmutterhalskrebs vorbeugen. Die Impfung besteht aus 2 bzw. 3 Dosen und soll vor dem ersten Geschlechtsverkehr abgeschlossen sein. Die Einführung der HPV-Impfung als Standardimpfung führte in den letzten Jahren in vielen Ländern zu heftigen Kontroversen (Hirte M:

HPV Impfung. Nutzen, Risiken und Alternativen von Gebärmutter-halskrebs-Vorsorge. Knaur 2016).

- **Rotaviren:** Eine weitere Impfung für das erste Lebensjahr steht seit einigen Jahren zur Verfügung: Sie soll vor dem Krankheitsbild der Rotavirus-Gastroenteritis schützen. Dabei handelt es sich um eine Magen-Darminfektion, die zu Durchfall und Erbrechen führt. Aktuell sind zwei Schluckimpfstoffe in Deutschland erhältlich, welche zwei- bzw. dreimalig im Mindestabstand von 4 Wochen verabreicht werden müssen. Die erste Impfung sollte vor dem Alter von 16 Wochen verabreicht werden (ab 6 Wochen möglich), die Impfserie sollte auf jeden Fall bis zum Alter von 24 Wochen abgeschlossen sein.

24. Welche Impfungen gibt es außer den Standard-impfungen?

Die Notwendigkeit einer „Zeckenimpfung" (gegen die durch Zecken übertragene Frühsommermeningoenzephalitis, FSME) richtet sich nach den Risikogebieten (Landkarte, s. unter www.rki.de). Kinder, die in Risikogebieten leben oder dorthin reisen, können ab dem Alter von 12 Monaten geimpft werden. Die Grundimmunisierung besteht aus 3 Teilimpfungen über einen Zeitraum von 9–12 Monaten. Eine Auffrischung ist frühestens nach 5 Jahren notwendig.

Darüber hinaus gibt es noch weitere Spezialimpfungen, beispielsweise gegen Grippe (Influenza A und B), gegen Tollwut oder für Tropenreisen, die in besonderen Situationen sinnvoll sein können. Hierbei kann man sich vom zuständigen Tropeninstitut beraten lassen.

... und wo kann ich mich über das Impfen informieren?

Die Zahl der Impfratgeber ist fast unüberschaubar geworden. Die Empfehlungen reichen von „am besten gar nicht impfen" bis hin zu „unbedingt alles impfen". Da es keine Impfpflicht in Deutschland gibt und die Eltern die Entscheidung selbst treffen bzw. den Impfungen nach ausführlicher, ärztlicher Aufklärung zustimmen müssen, ist es unbedingt ratsam, vorab Informationen einzuholen. Dazu können beispielsweise folgende Quellen dienen:

- www.rki.de: Empfehlungen der Ständigen Impfkommission (STIKO) am Robert Koch-Institut (im Epidemiologischen Bulletin, wird regelmäßig aktualisiert)
- www.pei.de: Paul-Ehrlich-Institut, genehmigt klinische Prüfungen und die Zulassung bestimmter Arzneimittelgruppen, sammelt Meldungen zu Impfnebenwirkungen
- www.individuelle-impfentscheidung.de: Von Ärzten gegründeter Verein mit zahlreichen Informationen auf der Homepage

Notfälle bei Säuglingen

25. Welche Vorsichtsmaßnahmen zur Verhinderung des Plötzlichen Säuglingstods sind nach heutigem Wissensstand sinnvoll?

Der Plötzliche Säuglingstod gibt auch heute noch viele Rätsel auf. Und doch gibt es einige Verhaltensmaßnahmen, mit denen Sie das Risiko deutlich senken können. Ihre Berücksichtigung führte dazu, dass in Deutschland die Fälle des Plötzlichen Säuglingstodes deutlich zurückgegangen sind:

- Legen Sie Ihr Baby im ersten Lebensjahr grundsätzlich zum Schlafen auf den Rücken.
- Verwenden Sie einen Schlafsack (nicht zu groß) und keine Decke.
- Legen Sie kein Kissen, kein Fell, keine weiche Umpolsterung (Nestchen), keine Stofftiere ins Bett. Legen Sie eine feste, durchlässige Matratze ins Babybett.

- Lassen Sie das Baby im Elternschlafzimmer, aber nicht im Elternbett schlafen.
- Verzichten Sie auf das Rauchen in der Schwangerschaft. Achten Sie auf eine rauchfreie Umgebung. Rauchen ist ein sehr starker Risikofaktor für den Plötzlichen Säuglingstod.
- Stillen Sie möglichst 4–6 Monate lang. Nach dem Abstillen wird empfohlen, dem Kind einen Schnuller anzubieten, da auch Schnullerkinder besser geschützt sind.

Warnzeichen

- Ihr Baby wird um den Mund oder im gesamten Gesicht blau, schwitzt im Schlaf ungewöhnlich stark oder ist auffallend blass. Starkes Schwitzen bedeutet: die Kleidung ist bei Raumtemperatur so stark durchnässt, dass sie gewechselt werden muss.
- Sie beobachten bei Ihrem Kind im Schlaf Atempausen von über 15 Sekunden oder kürzere Atempausen, die mit starker Blässe oder blauen Lippen einhergehen.
- Bei Ihrem Baby zeigen sich auffällige Flecken auf der Haut.
- Ihr Kind lässt sich schwer wecken.
- Das Baby erbricht häufig, verschluckt sich oder hat Probleme beim Trinken.
- Ihr Baby hat ohne erkennbare Ursachen Fieber oder verweigert die Nahrung.
- Ihr Baby schreit auffallend schrill und lässt sich nicht beruhigen.

Internetlinks:

www.dgkj.de/eltern/dgkj_elterninformationen/

www.kindergesundheit-info.de/themen/risiken-vorbeugen/ploetzlicher-kindstod-sids

(Infoseite der Bundeszentrale für gesundheitliche Aufklärung)

26. Wann muss ich mit meinem Baby ins Krankenhaus oder den Notarzt rufen?

Im ersten Lebensjahr sollten folgende Warnzeichen sehr ernst genommen werden:

Fieber: Dies ist besonders in den ersten Lebensmonaten ungewöhnlich und sollte unverzüglich ärztlich abgeklärt werden, um rasch die Ursache zu erkennen. Unter Umständen kann eine schwerwiegende Infektion dahinter stecken.

> **Wichtig:** Fieber sollte bei Babys stets rektal gemessen werden. Von Fieber spricht man, wenn die Körpertemperatur über 38 °C steigt. Bei vielen Babys liegt die normale Körpertemperatur oft zwischen 37–37,5 °C rektal – das kann also ganz normal sein; bei Erwachsenen würde man schon von „erhöhter Temperatur" sprechen.

Verweigerung der Nahrungsaufnahme: Wenn ein Säugling über mehrere Stunden nicht mehr getrunken hat oder sich nicht zur üblichen Zeit meldet, kann es schnell zu einem bedrohlichen Flüssigkeitsmangel kommen. Hier muss die Ursache geklärt werden: Handelt es sich um eine Magen-Darminfektion? Steckt eine bakterielle Infektion dahinter? Hat das Baby Schmerzen, die es vom Trinken abhalten?

Atemprobleme: Wenn das Baby anhaltend auffällig atmet, also beispielsweise deutlich beschleunigt oder mit merkwürdigen Nebengeräuschen (Pfeifen), sollte unverzüglich ärztlicher Rat eingeholt werden. Bei ganz plötzlich eintretender Atemnot mit auffallender Blässe sollte sofort der Notarzt gerufen werden **(Telefon 112)**.

Bewusstseinsstörung: Wenn das Baby nicht wie gewohnt reagiert, nicht schreit oder auffallend schlapp ist, sollte dringend Hilfe geholt werden. Ein Verdrehen der Augen, rhythmisches Zucken von Armen oder Beinen können auf einen Krampfanfall hindeuten.

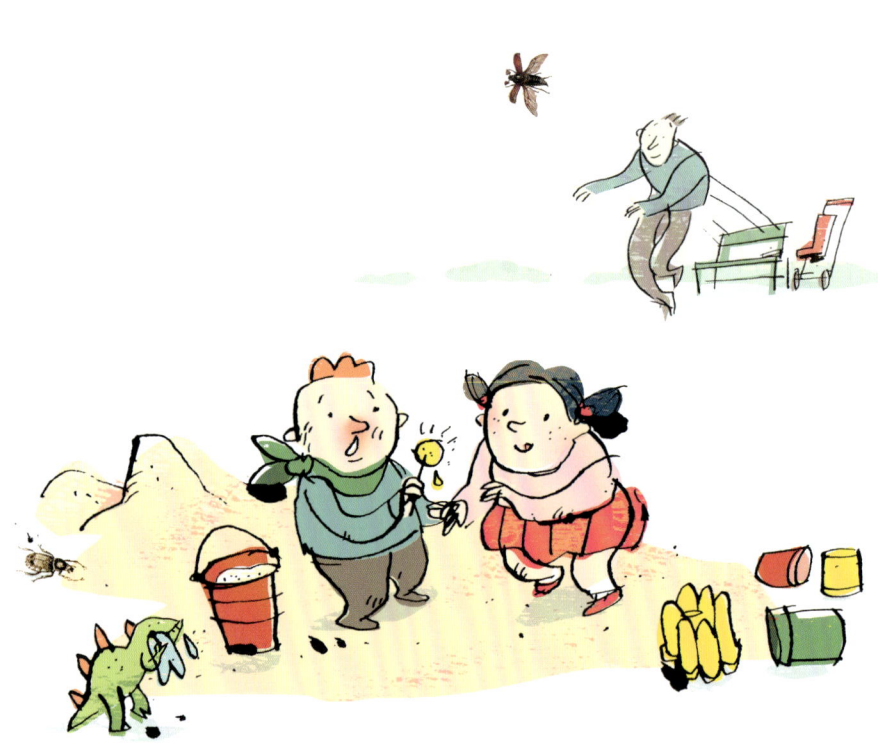

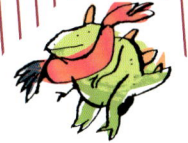

Allgemeinmaßnahmen zur Vorbeugung

27. Wie schütze ich mein Kind vor grassierenden Infekten?

Jedes Kind macht in den ersten Lebensjahren einige Infekte durch. Während der ersten 3 Monate in der Kinderkrippe oder im Kindergarten ist in der Regel mit häufigeren Infekten zu rechnen. Wenn es bereits größere Geschwister gibt, die in den Kindergarten gehen, ist die Wahrscheinlichkeit einer Ansteckung mit Viren und Bakterien zuhause ebenso erhöht.

Nach Expertenmeinung gelten 10–12 Infektionskrankheiten pro Jahr noch als normal – das ist immerhin eine Krankheitsepisode pro Monat! Natürlich sind damit nur leicht verlaufende Infekte gemeint; wenn es sich beispielsweise um Lungenentzündungen handelt, muss eine solche Häufung von Infekten ärztlich abgeklärt werden.

Zur Vorbeugung von Infekten ist zunächst einmal eine adäquate Bekleidung im Winter eine Grundvoraussetzung: warme Unterwäsche, Anorak, Handschuhe, Mütze oder Stirnband und für zu Hause gute Hausschuhe. Weitere, banal klingende, aber sehr wichtige Empfehlungen: ausreichend Bewegung an der frischen Luft und ausreichend Schlaf! So bleibt die buchstäbliche „Erkältung" aus, die körpereigenen Abwehrkräfte bleiben stabil und können Viren und Bakterien abwehren.

Auch die Homöopathie bietet Möglichkeiten zur Vorbeugung: Wenn man bemerkt, dass gerade eine Erkältung im Anzug ist – Frösteln, kalte Füße, Schwindelgefühl und Ähnliches – kann eine Dosis Aconitum D30 (1 x 3 Globuli) die Krankheit gänzlich verhindern oder den Verlauf der Erkrankung abkürzen. Eine rein vorbeugende Maßnahme gegen Erkältungskrankheiten mit einem homöopathischen Arzneimittel ist nicht bekannt.

In Frankreich und einigen südamerikanischen Ländern schwört man in jüngster Zeit auf Occillococcinum, einen Extrakt aus der Leber einer Ente, der in hohen Potenzen (z.B. C200) verabreicht wird. Man kann dieses Mittel zwar auch über internationale Apotheken bestellen, die Anwendung ist in Deutschland allerdings noch zu wenig erprobt und kann derzeit – insbesondere für Kinder – nicht empfohlen werden.

Kinder, die sich über das „normale Maß" sehr oft und schwer erkälten und in der Folge mit wiederkehrenden Mittelohrentzündungen, Bronchitiden oder Nebenhöhlenentzündungen zu kämpfen haben, sollten eine klassisch-homöopathische Therapie erhalten, in der das individuell passende Arzneimittel durch einen homöopathischen Arzt ausgewählt werden muss.

Kneippsche Güsse und Bäder

28. Darf man zur Vorbeugung von Infekten mit Kindern Kneippsche Güsse und Bäder machen?

Eine sehr schöne und gleichzeitig einfache Methode zur Vorbeugung von Infektionen ist die Wasser- bzw. Hydrotherapie: Darunter versteht man die Anwendung von Wasser zu vorbeugenden oder therapeutischen Zwecken. Der Körper wird „abgehärtet" und reaktionsfähiger gegenüber Infektionen. Für Säuglinge und Kleinkinder ist die Hydrotherapie noch nicht geeignet; das Kind sollte bereits aktiv mitarbeiten können und natürlich auch Spaß an den Anwendungen haben. Ab dem Kindergartenalter kann es schon funktionieren, allerdings müssen die Eltern auch mitmachen und mit gutem Beispiel vorangehen.

Für die praktische Anwendung von Wasser gelten einige grundsätzliche Regeln, die unbedingt berücksichtigt werden sollten:

- Man sollte sich bei der Wasseranwendung immer wohl fühlen.
- Akute Krankheitsprozesse erfordern eher Kaltreize, chronische Krankheitsprozesse eher Warmreize.
- Vor einem Kaltreiz sollte man sich immer erst gut erwärmen; niemals sollte kaltes Wasser auf kalte Haut kommen.
- Kaltanwendungen sollten nur in gut vorgewärmten Räumen durchgeführt werden.
- Für die Durchführung kalter Güsse gilt immer: „von herzfern nach herznah – von unten nach oben – von außen nach innen – erst rechts dann links."

Ein einfaches, aber sehr wirkungsvolles Anwendungsbeispiel, das zu Beginn einer Erkältung durchgeführt werden kann, ist das ansteigende Armbad.

Die Wirkung wird folgendermaßen erklärt: Durch die Erwärmung der Arme erweitern sich die Blutgefäße, und der Kreislauf wird entlastet, die Hautdurchblutung verbessert und innere Organe und Schleimhäute reflektorisch angeregt.

Ansteigendes Armbad

- Bequem am Waschbecken sitzen.
- Waschbecken zur Hälfte mit Wasser füllen (Wassertemperatur zu Beginn 33–34 °C).
- Arme bis zu den Oberarmen eintauchen und langsam heißes Wasser zulaufen lassen. Innerhalb von 15–20 Minuten sollte die Temperatur langsam bis auf etwa 40 °C angehoben werden.

- Noch 1–2 Minuten mit den Armen im Wasser sitzen bleiben.
- Dann abtrocknen und 15–30 Minuten ausruhen.

29. Welche Kneippschen Maßnahmen sind zur Vorbeugung grippaler Infekte geeignet?

Zur Vorbeugung grippaler Infekte, wiederkehrender Ohren-, Hals- oder Nasennebenhöhlenentzündungen usw. eignen sich – ebenfalls ein Bestandteil der Wassertherapie – besonders Güsse: Knie-, Arm- und Gesichtsguss sollen hier vorgestellt werden, da diese Anwendungen zuhause sehr einfach durchgeführt werden können. Sie erfordern nur wenig Zeit und sind sehr effektiv zur allgemeinen „Abhärtung", d. h. zur Stärkung der Abwehrkräfte. Obwohl die Erkältungskrankheiten vor allem in den Wintermonaten Saison haben, sollten die Güsse das ganze Jahr hindurch angewendet werden.

Die Güsse werden grundsätzlich mit kaltem Wasser durchgeführt. Als ideal gilt eine Temperatur zwischen 10–12 °C – keine Angst, man gewöhnt sich ganz schnell an diese Temperaturen! Das Wasser sollte langsam und regelmäßig auf die Haut fließen und dabei einen „Wassermantel" um das Bein oder den Arm bilden – möglichst nicht „pritscheln". Wenn kein spezieller Kaltwasserschlauch (Durchmesser ca. 2 cm) zur Verfügung steht, kann man auch den Duschkopf abschrauben und nur den Schlauch verwenden.

Nach den Güssen sollte es maximal zehn Minuten dauern, bis sich Beine, Arme und Gesicht angenehm erwärmen. Führen Sie nie einen Guss durch, wenn das Kind friert oder kalte Hände oder Füße hat! Sorgen Sie für eine angenehme Raumtemperatur, duschen oder baden Sie Ihr Kind vor dem Guss so lange warm, bis die Haut gut durchblutet und der Körper vollständig durchwärmt ist.

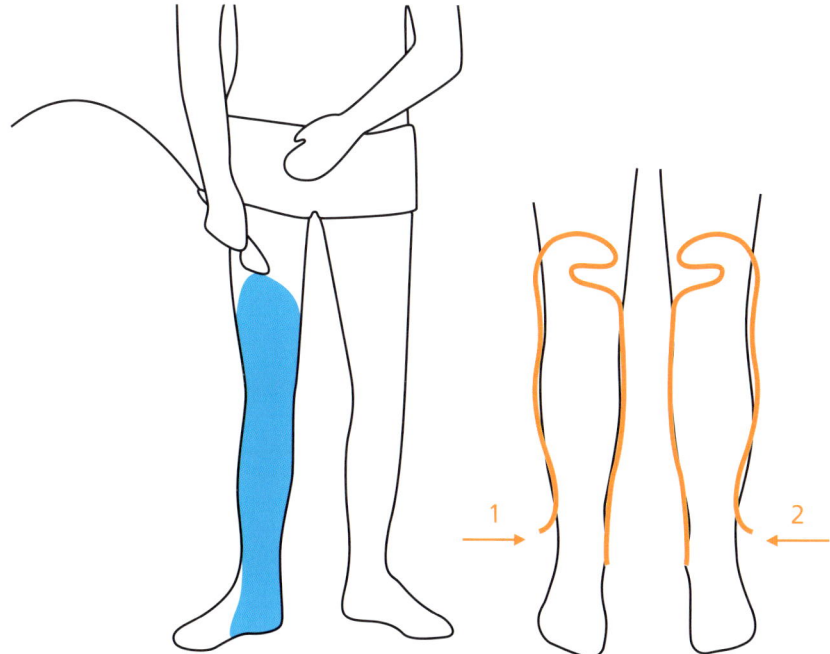

Knieguss

- Man beginnt immer mit dem rechten Bein am äußeren Fußrand und führt den Schlauch langsam außen am Bein entlang, bis man das Knie erreicht.
- Oberhalb des Knies kann man ca. 10 Sekunden anhalten oder eine kleine Schleife drehen.
- Dann geht es auf der Innenseite des Beins wieder abwärts bis zum großen Zeh.
- Die gleiche Prozedur wird am linken Bein wiederholt (Merkregel: „10 Sekunden hoch, 10 Sekunden am Knie bleiben, 10 Sekunden herunter.")
- Abschließend wird die rechte und linke Fußsohle bearbeitet: von den Zehen zur Ferse und zurück.

Armguss

- Der gleiche Ablauf folgt nun an den Armen: erst rechts außen bis zur Schulter, auf der Schulter ca. 10 Sekunden anhalten, dann rechts innen zurück zur Hand; das gleiche mit dem linken Arm. Wieder: „10 Sekunden hoch, 10 Sekunden an der Schulter bleiben, 10 Sekunden herunter."

Gesichtsguss

- Zum Abschluss wird der Gesichtsguss durchgeführt: Dabei fährt man erst auf der rechten, dann auf der linken Wange hin- und her, anschließend auf der Stirn, und zuletzt in kreisförmigen Bewegungen im Uhrzeigersinn über das ganze Gesicht. Schließlich kann noch ein kräftiger Schluck kaltes Wasser in den Mund genommen und damit gegurgelt werden.

Sauna

30. Dürfen Kinder in die Sauna?

Grundsätzlich: ja! Nach Empfehlungen von Experten sollte das Kind aber aus dem „Windelalter" heraus sein, d. h. sich verständlich machen können, wenn es ihm zu heiß wird. Zudem muss man bedenken, dass die Ausbildung der körpereigenen Thermoregulation erst mit dem 10.–12. Lebensjahr (!) voll ausgebildet ist. Mit anderen Worten: Kleinkinder merken unter Umständen noch nicht so gut, wann es ihnen zu heiß wird. Um einer Überhitzung vorzubeugen, sollten Kinder daher maximal 8–10 Minuten in der Sauna bleiben.

Die Temperatur in der Sauna beträgt in der Regel um die 90 °C an der Decke und ca. 40 °C am Boden. Die Sauna sollte beim Betreten „reif" sein, d. h., Wände, Decken und Sitzflächen sind bereits voll durchgewärmt und können so die entscheidende Strahlungswärme abgeben.

Die besondere Wirkung der Sauna beruht auf einem Wechselreiz: Zunächst wird der Körper durch die heiße Luft erhitzt, anschließend mittels kalter Luft, kalten Güssen und Tauchbad abgekühlt.

Saunabaden ist wissenschaftlich recht gut untersucht: Das Herz-Kreislaufsystem wird trainiert, das vegetative Nervensystem angeregt und reguliert, Puls und Blutdruck werden langfristig gesenkt. Durch die Steigerung der Haut- und Schleimhautdurchblutung und andere Wirkungen wird das Immunsystem gestärkt und gehäuften Infektionen vorgebeugt („Abhärtung"). Muskeln und Gelenke werden entspannt, die Atmung wird angeregt und sogar die Beschwerden von Asthmatikern gelindert.

Untersuchungen zeigen, dass der regelmäßige Besuch der Sauna für die Wirksamkeit entscheidend ist: Regelmäßig bedeutet 2 Saunagänge alle 1–2 Wochen über mehrere Monate.

Die wichtigsten Regeln des Saunabadens

- Nur infektfrei in die Sauna gehen; Patienten mit chronischen Erkrankungen, insbesondere Herzerkrankungen, sollten vorher ihren Arzt befragen. Kinder sollten nur in Begleitung eines Erwachsenen in die Sauna gehen.
- Nicht mit vollem Magen in die Sauna gehen.
- Vor der Sauna auf die Toilette gehen.
- Nur gut erwärmt in die Sauna gehen; bei kalten Füßen vorher ein warmes Fußbad nehmen.
- 1. Saunagang: maximal 10–15 Minuten.
  Man soll sich immer wohlfühlen, bei Unwohlsein also lieber früher wieder herausgehen.
  Am besten in der Sauna sitzen, Füße auf einer Höhe mit dem Gesäß; liegen höchstens am Anfang, die letzten 2–3 Minuten immer aufsetzen.
  Gleich nach dem Verlassen der Sauna abkühlen: Frischluftraum (wenn

vorhanden), dann kalte Güsse: hier kann in der Reihenfolge Knieguss – Armguss – Gesichtsguss vorgegangen werden, wie bereits weiter oben detailliert geschildert.

Für ganz Mutige kann der kalte Brust- und Rückenguss, eventuell sogar ein kaltes Tauchbad folgen.

Wichtig: nicht mit lauwarmem Wasser beginnen – denn der schnelle Wechsel von heiß auf kalt ist entscheidend (Wechselreiz)!

Anschließend Ruhephase (5–10 Minuten).

Wenn sich die Füße nicht gut wiedererwärmen, kann ein warmes Fußbad durchgeführt werden.

- 2. Saunagang: Ablauf wie beim 1. Gang.

Anschließend Ruhephase 20–30 Minuten, dabei entspannt liegen.

Nach dem Saunabaden sollte ausreichend getrunken werden. Hierzu eignen sich Mineralwässer oder verdünnte Fruchtsäfte (Mineralzusatz ist unnötig).

Der berühmte „Aufguss", der die Temperatur in der Sauna subjektiv erhöht und zu vermeintlich stärkerem Schwitzen führt, ist nicht sinnvoll: Durch eine Kondensation von Luftfeuchtigkeit auf der Haut wird das Schwitzen eher noch behindert, wodurch die Kreislaufbelastung steigt.

Nahrungsergänzungsmittel

31. Ist es sinnvoll, im Winter bestimmte Nahrungsergän- zungsmittel oder Vitamine zu geben?

Grundsätzlich ist eine reichliche Zufuhr von Vitamin C hilfreich, um Infektionen vorzubeugen. Vitamin C ist besonders in Zitrusfrüchten enthalten, kann aber auch in Form von Säften (sehr empfehlenswert: Sanddorn-Dicksaft mit sehr hohem Vitamin C-Gehalt) aufgenommen werden. Vitamin C-reiche Gemüsesorten sind verschiedene Kohlarten (Rosen-, Rot-, Grün-, Weißkohl), Broccoli und Sauerkraut. Sie kommen aber nicht an die Konzentration in den erwähnten Obstsorten heran.

Eine dauerhafte Einnahme von Vitaminpillen ist für Kinder, die keine spezielle Grunderkrankung oder Mangelerscheinungen haben, nicht sinnvoll. Die Aufnahme von Vitaminen aus natürlichen Quellen – also gesundem Obst und Gemüse – ist zudem viel wirkungsvoller als die aus künstlich angereicherten Präparaten.

Grippeimpfung

32. Soll ich mein Kind gegen Grippe impfen lassen?

Die offizielle Empfehlung der STIKO (Ständige Impfkommission am Robert Koch-Institut) mit Stand 2.9.2014 lautet: „Die Impfung gegen Influenza mit einem saisonalen Impfstoff wird von der Ständigen Impfkommission (STIKO) für Kinder mit erhöhter gesundheitlicher Gefährdung infolge eines Grundleidens ab einem Alter von 6 Mona- ten empfohlen." Zu den Grundleiden zählen beispielsweise Asthma, Diabetes, Immundefekte, Herzfehler u. a. Falls geimpft wird, muss die Impfung jedes Jahr – möglichst im Herbst noch vor Beginn der Grip- pewelle – wiederholt werden.

Die Studienlage zur Grippeimpfung im Kindesalter ist allerdings dünn und die Effektivität der Impfung vermutlich sehr gering. Zudem wird die Bedeutung der Impfung von vielen Eltern überschätzt: Man wiegt sich mit der Impfung in falscher Sicherheit, wenn man glaubt, dann im Winter gar nicht mehr krank zu werden! Denn die Impfung ist ausschließlich gegen das Influenzavirus A/B wirksam, nicht aber gegen die unzähligen anderen Virusinfektionen, die uns alljährlich in der kalten Jahreszeit begegnen.

Daher ist es viel besser und wichtiger, allgemeine Regeln der Infektvorbeugung zu beachten, wie unter den Fragen 27–30 dargestellt.

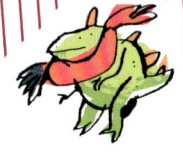
Bindehautentzündung

33. Die Augen sind rot, tun weh und jucken: Bindehautentzündung! Was kann ich tun?

Die akute Konjunktivitis (Bindehautentzündung) kann viral oder bakteriell bedingt sein. Im Anfangsstadium bemerkt man ein tränendes Auge, meist verbunden mit Brennen oder Juckreiz. Im weiteren Verlauf kann das Auge gelblich-schmierig verkleben (besonders morgens nach dem Schlaf).

Wichtig ist eine regelmäßige Reinigung immer von außen zur Nase hin, am besten mit einem Papiertaschentuch, das anschließend in der Toilette entsorgt wird. So kann man die Ansteckungsgefahr reduzieren, da es sich um eine klassische „Schmierinfektion" handelt: Das Kind reibt sich unwillkürlich das Auge, fasst seine Spielkameraden an – und schon geht die Infektion im Kreise.

Also bei Bindehautentzündung immer gut die Hände waschen!

Unterstützend können Euphrasia-Augentropfen mehrmals täglich verabreicht werden. Bei hartnäckigen, eitrigen Entzündungen kann eine Antibiotikatherapie mit Augentropfen notwendig sein.

In vielen Fällen eines „verklebten Auges" wird zwar eine Bindehautentzündung vermutet, in Wirklichkeit handelt es sich aber „nur" um eine relative Tränenkanalstenose: Besonders bei kleinen Säuglingen ist der Abflusskanal im inneren Augenwinkel noch relativ eng (= Stenose) und führt bei Schnupfen oder verstopfter Nase zu einem Rückstau von Sekret. Dies ist keine behandlungsbedürftige Bindehautentzündung, oft wird in dieser Situation fälschlicherweise mit

Antibiotika behandelt. Merkregel: Wenn das „Weiße" im Auge weiß ist, ist es meist keine Bindehautentzündung, eine Rötung dagegen zeigt eine Entzündung an. Auch ein nur einseitig – also bei einem Auge – vorhandenes Sekret spricht eher für die Tränenkanalstenose. Dann genügt die oben geschilderte, mehrmals tägliche Reinigung. Auch das sanfte Ausmassieren mit dem kleinen Finger entlang des Tränenkanals im inneren Augenwinkel kann hilfreich sein und das Abfließen des Sekrets verbessern.

Mittelohrentzündung

34. Mein Kind hat Ohrenschmerzen. Wie erkenne ich eine Mittelohrentzündung?

Die akute Mittelohrentzündung (Otitis media) ist die häufigste Infektionskrankheit im Kindesalter überhaupt: Zwischen 75–95 % aller Kinder erkranken in den ersten drei Lebensjahren mindestens einmal an einer Otitis media.

Hierzu gibt es interessante Untersuchungen: Die überwiegende Zahl akuter Mittelohrentzündungen werden zuverlässig durch die Eltern erkannt. Denn meist treten die Ohrenschmerzen relativ plötzlich auf und werden schon von kleinen Kindern durch Greifen ans Ohr und heftiges Weinen angezeigt. Schnupfen und Fieber sind häufige Begleiterscheinungen.

Bei sehr kleinen Kindern und Säuglingen kann es schwieriger sein, die Beschwerden richtig zu deuten: Unruhe, Weinen, Fieber, Erbrechen, Trinkverweigerung u. a. können mit einer Otitis media einhergehen.

Besonders bei Säuglingen sollte plötzlich aufgetretenes Fieber – ob man nun an Ohrenschmerzen denkt oder nicht – immer abgeklärt werden. Mit einer einfachen Ohrenspiegelung mit dem so genannten

„Otoskop" – einer kleinen Lampe mit aufgesetztem Vergrößerungs-glas – ist die Mittelohrentzündung rasch erkannt und kann entspre-chend behandelt werden.

35. Müssen Antibiotika bei der Mittelohrentzündung wirk-lich sein?

In den letzten Jahren wurden die offiziellen Leitlinien, wann ein An-tibiotikum bei akuter Mittelohrentzündung angezeigt ist, strenger ge-fasst. Durch eine Zusammenschau aller wissenschaftlichen Studien weltweit kam man zum Schluss, dass die Routinegabe von Antibioti-ka nicht sinnvoll ist, sondern nur vermehrt unnötige Folgebeschwer-den (Durchfall, Allergie etc.) und resistente Bakterien hervorruft. Außerdem liegt die Spontanheilungsrate bei Kindern bei 80 %, d. h., die Kinder werden auch ohne irgendwelche Medikamente ganz von selbst wieder gesund.

Allerdings sind bestimmte Grenzen zu beachten, in denen an eine antibiotische Behandlung gedacht werden sollte: Dazu zählen Säug-linge und Kinder bis 2 Jahren, die schwer krank wirken, hoch fiebern und unter einer beidseitigen Mittelohrentzündung leiden. Auch die Erkrankungsdauer (mehr als 48 Stunden) und das Allgemeinbefinden spielen eine Rolle.

Eine gefürchtete Komplikation der Mittelohrentzündung kann durch eine Ausbreitung der Eiterung in den Knochen entstehen: Es kommt zur Mastoiditis, einer Entzündung des Warzenfortsatzes (Knochen hinter dem Ohr). Der Knochen hinter der Ohrmuschel ist gerötet, in ausgeprägten Fällen kann das Ohr deutlich abstehen. Wenn eine Mastoiditis übersehen wird, kann die Entzündung ins Gehirn durchbrechen und lebensbedrohliche Ausmaße annehmen. Immerhin sterben in ärmeren Ländern schätzungsweise 50 000 Menschen pro Jahr an den Folgen einer Otitis media.

36. Und was kann man gegen die Schmerzen tun?

Eine Mittelohrentzündung kann höllisch schmerzen: Daher muss unbedingt schmerzlindernd behandelt werden. Eine effektive Maßnahme ist die Auflage eines Zwiebelwickels (s. Kasten). Wenn dies nicht reicht, können zusätzlich Schmerzmittel gegeben werden (Paracetamol, Ibuprofen).

Zwiebelwickel

- Küchenzwiebel in kleine Stücke schneiden,
- zerquetschen (wichtig!),
- eventuell im Wasserbad leicht erwärmen
- und in ein Baumwolltuch einwickeln;
- dann als kleines Säckchen auf das Ohr legen.
- Alternative: Die klein gehackte Zwiebel so in das Tuch wickeln, dass eine kleine Rolle entsteht; die Rolle um das Ohr herumwickeln.
- Schließlich mit einer (waschbaren!) Mütze oder einem Stirnband befestigen.
- So lange liegen lassen, wie der Wickel als angenehm empfunden wird (bis zu 30 Minuten).

Eine effektive Maßnahme, die Schmerzen lindert und den Heilungsprozess beschleunigt, ist die Gabe einer homöopathischen Arznei. Die Auswahl des passenden Mittels richtet sich nach den individuellen Beschwerden, die von Patient zu Patient sehr unterschiedlich sein können. Häufige Mittel sind Pulsatilla, Belladonna, Hepar sulfuris, Ferrum phosphoricum, Lachesis und einige andere.

Wenn nicht ein bestimmtes Mittel klar angezeigt und die Symptomatik nicht eindeutig ist, kann man zur Schmerzlinderung auch zu einem Komplexmittel greifen, das mehrere Einzelsubstanzen enthält (z. B. Otovowen®). Dies ist zwar keine klassische Homöopathie, zur Schmerzbekämpfung in vielen Fällen aber gut wirksam.

Buchtipp:

Annette Kerckhoff, Sigrid Kruse: Mittelohrentzündung – Vorbeugung und Selbsthilfe. Essen: KVC 2016

37. Welches Nasenspray kann bei Mittelohrentzündung verwendet werden?

Da eine Mittelohrentzündung meist von Schnupfen begleitet wird, können Nasentropfen oder -sprays verabreicht werden. Besonders in Deutschland ist es Tradition, abschwellende Nasentropfen (Wirkstoff Oxymetazolin) zu verabreichen, die angeblich die Belüftung des Mittelohres über die Eustachische Röhre verbessern sollen. Die Wirksamkeit dieser Maßnahme ist allerdings umstritten.

Zu beachten ist, dass diese Sorte Nasentropfen die Blutzirkulation in der Nasenschleimhaut verschlechtert und damit auch die körpereigene Abwehr herabsetzt. Auch die feinen Flimmerhärchen in der Nase werden lahmgelegt und können nicht mehr zum Abtransport von Schadstoffen beitragen. Bei einer Anwendung über mehrere Tage trocknen die Schleimhäute aus.

Daher gilt: Wenn schon Nasentropfen, dann besser „schleimhautpflegende", z. B. auf Meersalzbasis oder Emser® Nasentropfen oder -spray. Letztere haben auch eine leicht abschwellende Wirkung, trocknen aber die Schleimhäute nicht aus.

38. Bei unserem Kind kommt die Mittelohrentzündung immer wieder. Was kann ich tun?

Was kann man tun, wenn ein Kind zum wiederholten Male eine Mittelohrentzündung bekommt und sogar schon mehrfach Antibiotika nehmen musste? Zunächst einmal ist es wichtig, jede Otitis ernst zu nehmen und gleich zu Beginn wie oben erläutert zu behandeln.

Bei häufig wiederkehrenden Entzündungen kann die Homöopathie eine große Hilfe sein, das Immunsystem zu stabilisieren und Rückfällen vorzubeugen. In solchen Fällen ist von einer Selbstbehandlung abzuraten, hier sollte ein homöopathisch versierter Arzt aufgesucht werden.

... nun ist es auch noch zu einem Paukenerguss gekommen. Was tun?

Eine typische Folge von Mittelohrentzündungen ist der Paukenerguss (Muco- / Seromucotympanon), bei dem sich Flüssigkeit hinter dem Trommelfell ansammeln kann. Dadurch schwingt das Trommelfell nicht mehr so gut, und das Kind hört deutlich schlechter. Normalerweise verschwindet der Erguss nach kurzer Zeit von selbst. Wenn er allerdings über mehrere Wochen oder sogar Monate bestehen bleibt, kann es zu Problemen bei der Sprachentwicklung und zu Konzentrationsproblemen kommen. Oft sind diese Kinder auch auffallend schnell zornig und scheinen sich in ihrer Haut nicht so recht wohl zu fühlen.

Die konventionelle Therapie wird von HNO-Ärzten durchgeführt und besteht in einem Schlitzen des Trommelfells und anschließendem Absaugen des Sekrets. In vielen Fällen wird zusätzlich ein kleines Abflussrohr („Paukenröhrchen") eingesetzt, so dass ein ständiger Druckausgleich zwischen Mittelohr und Außenluft möglich bleibt. Diese Paukenröhrchen bleiben üblicherweise mehrere Monate liegen. Leider gibt es auch eine Kehrseite: Später können Narben entstehen, und es besteht ein gewisses Risiko für spätere Einschränkungen des Hörens bei den mittleren Tönen.

Eine gute Behandlungsmöglichkeit ohne Nebenwirkung ist das regelmäßige Aufblasen eines kleinen Luftballons mit der Nase (!):

Dadurch wird ein bestimmter Druck im Nasen-Rachenraum erzeugt, der die Eustachische Röhre weitet (Verbindung zwischen Rachen und Mittelohr). Es kommt es zu einem Druckausgleich und zur Belüftung des Mittelohres, was die Schwingungsfähigkeit des Trommelfelles verbessert. **Wichtig:** Es sollten nur bestimmte, in der Apotheke erhältliche Ballons verwendet werden, die auf eine Tülle aufgesetzt werden (z. B. Otovent® System).

Und schließlich steht, wie schon bei den häufig wiederkehrenden Mittelohrentzündungen erwähnt, auch noch die Homöopathie bei der Behandlung des Paukenergusses zur Verfügung. Die infrage kommenden Homöopathika müssen individuell verordnet werden.

Halsschmerzen und Mandelentzündung

39. Müssen Halsschmerzen ärztlich behandelt werden?

Das hängt davon ab, wie krank sich der Patient fühlt: Besteht zusätzlich Fieber, Schwäche, Abgeschlagenheit? Handelt es sich um ein kleines Kind, das wegen starker Halsschmerzen die Nahrung verweigert und nicht mehr trinkt? In diesen Fällen sollte besser ärztlicher Rat eingeholt werden.

Halsschmerzen können verschiedene Ursachen haben: Meistens werden sie durch Virusinfektionen hervorgerufen, seltener durch Bakterien. Bei einer Tonsillitis sind die Gaumenmandeln, bei einer Pharyngitis der Rachenraum dahinter entzündet. Typische Symptome sind Schluckbeschwerden, Schwellungsgefühl oder Kloßgefühl und geschwollene, oft druckempfindliche Lymphknoten am äußeren Hals.

Die akute Tonsillitis (Mandelentzündung) ist ein häufiger Vorstellungsgrund in der kinderärztlichen Praxis. Dabei werden die Kinder oftmals bereits mit einer „Verdachtsdiagnose" aus dem Kindergarten vorgestellt – dort würden „Streptokokken herumgehen". Gemeint ist hier die Infektion mit Streptokokken vom Typ A. Allerdings ist es überhaupt nicht möglich, diese Streptokokken mit bloßem Auge zu erkennen.

Bei entsprechendem Verdacht kann in der Arztpraxis ein so genannter Streptokokken A-Schnelltest durchgeführt werden, in dem mit einem Wattetupfer eine Probe von den entzündeten Mandeln genommen wird. Nach spätestens 5 Minuten liegt das Ergebnis vor. Der Griff nach dem Schnelltest ist zwar naheliegend, sollte allerdings nicht routinemäßig bei jeglichen Halsschmerzen erfolgen. Denn es gibt eine ganze Reihe von Patienten, die vorübergehend Streptokokkenträger sind – in manchen Studien 25–30 % –, bei deinen diese Bakterien aber in der aktuellen Situation gar nichts mit den Halsschmerzen zu tun haben. Daher werden viele Kinder unnötig mit Antibiotika behandelt, die eigentlich nur eine Virusinfektion haben.

40. Gibt es hilfreiche Hausmittel bei Mandelentzündung?

Einfachste Maßnahme ist die Anwendung von Salbeitee: Hierzu werden in der Apotheke erhältliche Salbeiblätter als Tee aufgebrüht und 5–10 Minuten ziehen gelassen. Anschließend sollte man den Tee auf eine angenehme Temperatur abkühlen lassen und schluckweise trinken. Außerdem eignet sich der Salbeitee sehr gut zum Gurgeln.

Besonders kleinen Kindern ist der Tee oft zu bitter – dann besser nicht so lange ziehen lassen, damit nicht so viele Bitterstoffe in den Tee gelangen. Wenn es mit dem Tee nicht klappt: In jeder Apotheke sind Salbeibonbons erhältlich, die zusätzlich Vitamin C enthalten.

Eine weitere, wirkungsvolle Maßnahme sind Halswickel. Besonders dann, wenn die Halslymphknoten geschwollen sind und der Hals auch äußerlich druckempfindlich ist, können wahlweise Zitronen- oder Quarkwickel um den Hals gelegt werden.

Halsschmerzen, Mandelentzündung mit Schluckbeschwerden – Halswickel mit Quark

Material:

- 1 Innentuch (z. B. Stofftaschentuch, Baumwollwindel, Geschirrhandtuch)
- 1 Außentuch (Windel, Geschirrhandtuch)
- zimmerwarmer (!) naturbelassener Quark, Fettstufe egal
- 1 Messer oder Spatel
- praktisch: Verbandmull

Durchführung: Innentuch in ca. 20 cm breiten Streifen falten, einen breiten Streifen Quark auftragen, der in etwa so breit und lang ist wie die Auflagestelle am Hals. Besonders praktisch ist es, wenn man den Quark auf eine dünne Lage Verbandmull legt bzw. damit einschlägt, so dass man nach Abnahme des Wickels Quark samt Mull wegwerfen kann.

Innentuch einschlagen.

Mit der einlagigen Stoffseite auflegen, mit Baumwollwindel und Sicherheitsnadel fixieren.

Nach der Behandlung Haut trocken tupfen.

Nachruhen.

Anwendungsdauer: maximal 20 Minuten; spätestens abnehmen, wenn Quark eintrocknet. Abnehmen, wenn es dem Patienten unangenehm wird.

Anwendungshäufigkeit: mehrmals täglich

Keine Anwendung bei: Allergie gegen Milcheiweiß

Wirkung: Quark entzieht Hitze, er wirkt entzündungshemmend, schmerzlindernd, kühlend und reizlindernd.

Halsentzündungen mit starker Schwellung – Zitronenwickel

Material:

- 1–2 Zitronen (unbehandelt)
- Messer
- Brettchen
- Innentuch (dünnes Baumwoll- oder Leinentuch)
- Leukoplast
- Außentuch (z. B. halshoch längs gefaltetes Trockentuch)
- Sicherheitsnadel

Durchführung: Zitronen in 0,5 cm dicke Scheiben schneiden. In einer Reihe auf dem Innentuch verteilen. Innentuch zu einem halshohen Päckchen einschlagen, leicht auf Zitronenscheiben drücken. Zitronenpäckchen mit Leukoplast verschließen, von Ohr zu Ohr vorne anlegen, Wirbelsäule frei lassen. Außentuch um Hals wickeln, evtl. mit Sicherheitsnadel befestigen.

Anwendungsdauer: 30–60 Minuten. Durch den Zitronensaft kommt es zu einem Prickeln. Ist dies unangenehm, sollte der Wickel abgenommen werden. Nach der Abnahme des Wickels die Haut abtrocknen, Hals mit weichem Schal wärmen.

Anwendungshäufigkeit: nach Bedarf

Keine Anwendung bei: Unverträglichkeit von Zitronen, Jucken auf der Haut, Hautverletzungen, entzündliche Hauterkrankungen im Bereich der Auflage, zu starker hautreizender Wirkung durch den Zitronensaft

Wirkung: entzündungshemmend, abschwellend, schleimlösend, hitzeableitend, kühlend

Weitere Hinweise: Zitronensaft wirkt stark hautreizend. Daher abnehmen, wenn die Auflage unangenehm wird. Der Wickel wird auch als Brustwickel eingesetzt, hier also mit einem größeren Hautbereich. Er eignet sich dann besonders bei feuchtem, verschleimtem Husten.

41. Streptokokken-Tonsillitis: Antibiotika ja oder nein?

Bei positivem Abstrich auf Streptokokken A galt eine antibiotische Behandlung bislang als Standardtherapie, deren Unterlassung quasi als Kunstfehler. Man befürchtete das Auftreten von rheumatischem Fieber (Herzentzündung) und anderer Erkrankungen. In jüngerer Zeit ist dies aber vorsichtig relativiert worden:

„Somit begründet sich die Behandlungsindikation [...] nicht mehr primär in der Verhinderung des akuten rheumatischen Fiebers und anderer Folgekrankheiten. Wenn die verkürzte Ansteckungsdauer vernachlässigt werden könnte und wenn der Patient auf die gering verkürzte Leidensdauer verzichtet, könnte bei gesicherter Nachuntersuchung im Einzelfall auch ohne Antibiotika behandelt werden" (DGPI Handbuch. Infektionen bei Kindern und Jugendlichen, 2009).

Mit anderen Worten: Die Entscheidung liegt in der Hand des behandelnden Arztes. Dieser sollte sich davon überzeugen, dass keine Komplikationen (z.B. Abszess) vorliegen, und er sollte in engem Kontakt mit dem Patienten stehen.

Eine homöopathische Therapie der Tonsillitis allein, unterstützt durch die oben erwähnten Hausmittel – ist meist ausreichend und führt bei sorgfältig ausgewählter Arznei rasch zu Linderung der Schmerzen und Abheilung der Mandelentzündung.

42. Welche homöopathischen Mittel kann ich meinem Kind bei einer Tonsillitis geben?

Die Auswahl der passenden homöopathischen Arznei richtet sich nach den individuellen Beschwerden, die von Patient zu Patient sehr unterschiedlich sein können. Häufige Mittel sind Belladonna, Mercurius solubilis, Hepar sulfuris, Lachesis, Apis und viele andere.

Bei leichteren Beschwerden können die Mittel in einem Ratgeber nachgelesen werden und aus der Hausapotheke angewendet werden (siehe Literaturempfehlung). Bei heftiger erkrankten Patienten und besonders bei kleineren Kindern empfiehlt sich die ärztliche Behandlung mit genauer Untersuchung und Auswahl des Mittels mit Hilfe eines Repertoriums.

Buchtipp:
Christian Lucae, Michael Teut: Homöopathische Schülerfibel. Homöopathie für Schulkinder – Das 1x1 für Eltern. Essen: KVC 2016

43. Müssen die Mandeln bei häufiger Entzündung unbedingt entfernt werden?

Während Mandeloperationen früher relativ häufig durchgeführt wurden, ist man heutzutage glücklicherweise zurückhaltender. Die Mandeln sind schließlich nicht überflüssig, sondern bieten eine Barriere im Rachen gegen den Eintritt von Viren und Bakterien. Viele Erwachsene, denen als Kind die Mandeln „herausgenommen" wurden, leiden daher unter so genannten Seitenstranganginen – lästigen, wiederkehrenden Halsschmerzen.

In Ausnahmefällen kann eine Entfernung der Mandeln oder zumindest eine Reduzierung mittels Laser erwogen werden: Beispielsweise dann, wenn die Mandeln dauerhaft so groß sind, dass sie zu nächtlichen Atempausen führen. Außerdem gibt es seltene periodische Fiebersyndrome, bei denen die Operation eine gute Therapieoption sein kann.

Ansonsten kann, wie bei der akut auftretenden Tonsillitis, auch bei häufig wiederkehrenden Entzündungen die Homöopathie erfolgreich die Erkrankungsserie unterbrechen und zu einem stabileren Immunsystem führen. Dabei ist allerdings von einer Selbstbehandlung abzuraten, hier sollte ein homöopathisch versierter Arzt aufgesucht werden.

Husten

44. Soll man Husten ärztlich untersuchen?

Husten ist generell eine sehr weit verbreitete und häufige Beschwerde, vor allem in den Herbst- und Wintermonaten. Zu manchen Zeiten husten Dreiviertel der Kinder im Kindergarten – und den meisten geht es dabei glücklicherweise ansonsten gut. Erst wenn der Husten länger als 4 Wochen ohne Unterbrechung andauert, spricht man von chronischem Husten.

Ob man Husten ärztlich untersuchen lassen sollte, hängt vom Beschwerdegrad und vom Allgemeinbefinden des Kindes ab. Natürlich sollten Kinder mit hohem Fieber, Kurzatmigkeit oder ziehenden Geräuschen beim Ein- oder Ausatmen grundsätzlich dem Arzt vorgestellt werden!

Bei lästigem, krampfartigem Reizhusten, bei dem die Kinder schlecht schlafen und oft aufwachen, sind Hustentees sehr hilfreich. Tees wirken reizlindernd, auswurffördernd und sogar leicht antibakteriell. Zubereitung: ca. einen Teelöffel Teemischung pro Tasse mit kochendem Wasser überbrühen, zugedeckt 10 Minuten ziehen lassen und abseihen (Beispiel auf folgender Seite).

Die Wirkung eines guten, alten Hausmittels ist in letzter Zeit durch wissenschaftliche Untersuchungen bestätigt worden: Ein Löffel Honig (am besten Bio-Honig) wirkt ebenso gut gegen Husten wie chemische Hustenstiller!

Eine weitere wichtige Maßnahme bei Husten, besonders bei kleinen Kindern, kann die Verabreichung von Nasentropfen oder -spray sein. Besonders im Liegen läuft der Schleim in der Nase nach hinten und verursacht einen lästigen Kitzelreiz: Hier kann die Anwendung von Meersalz oder Emser® Sole als Nasentropfen oder Nasenspray – mehrmals täglich angewendet – sehr hilfreich sein.

\\\

Hustentee

- 10 g Fenchelfrüchte
- 30 g Spitzwegerichblätter
- 30 g Süßholzwurzel
- 25 g Thymiankraut
- 5 g Lungenkraut

In der Apotheke mischen lassen, dabei die Fenchelfrüchte anstoßen lassen. 1 flachen TL pro Tasse mit kochendem Wasser übergießen, 5 Minuten zugedeckt ziehen lassen (ggfs. kürzer), abseihen. Hustentees können mit Honig gesüßt werden.

\\

Die Notwendigkeit einer ärztlichen Behandlung richtet sich nach dem Allgemeinbefinden des Kindes und der eigenen Erfahrung der Eltern: Wenden Sie sich an Ihren Kinderarzt oder Hausarzt, wenn Sie sich nicht sicher sind und die Akutsituation nicht gut einschätzen können. So sollte bei anhaltendem Husten eine Lungenentzündung ausgeschlossen werden.

Krupp-Syndrom

45. Was mache ich bei einem Krupp-Syndrom?

Unter einem Krupp-Syndrom versteht man eine bestimmte Art von Husten, der plötzlich auftritt und folgende drei Charakteristika hat:

- Bellender Husten (= tiefer, hohler Husten)
- Heiserkeit
- Inspiratorischen Stridor (= lautes Ziehen nur beim Einatmen, aber nicht beim Ausatmen)

Das Krupp-Syndrom kann unterschiedliche Ursachen haben: Die häufigste Variante ist der so genannte „virale Krupp", der früher auch als „Pseudokrupp" bezeichnet wurde. Daneben können – wesentlich seltener – auch Bakterien für ein Krupp-Syndrom verantwortlich sein: Man spricht dann von einer bakteriellen Tracheitis (Luftröhrenentzündung) oder von Diphtherie (auch „echter Krupp", im Gegensatz zu Pseudokrupp).

Der virale Krupp (Pseudokrupp) tritt typischerweise im Alter von 6 Monaten bis 3 Jahren auf. Die Beschwerden beginnen ganz plötzlich, oft mitten in der Nacht: Das Kind schreckt vom lauten, bellenden Husten auf und wirkt sehr verängstigt; der laute, bellende Husten klingt furchterregend, je mehr sich der Patient aufregt, desto heftiger wird auch das ziehende Geräusch beim Einatmen. Fieber tritt nicht immer auf, allenfalls ist es milde ausgeprägt (um 38,5 °C). Das Kind ist – abgesehen vom Husten – in seinem Allgemeinzustand nicht wesentlich beeinträchtigt.

Bei einem plötzlich auftretenden Anfall sind folgende Maßnahmen zu empfehlen:

- Selbst Ruhe bewahren und das Kind beruhigen!
- Kühle Luft hilft meist rasch (am geöffneten Fenster stehen, im Sommer gegebenenfalls Kühlschranktür öffnen und für kurze Zeit die kühle Luft einatmen lassen).
- Wichtige homöopathische Mittel sind: Aconitum D30 oder C30, 1 x 3 Globuli ganz zu Beginn, im Verlauf Spongia D12 oder D30, 2–3 x 3 Globuli täglich.
- Die im Internet verbreitete Empfehlung, dass feuchte Luft (Wasserdampf in der Dusche, Vernebler) besonders gut helfe, ist in ihrer Wirksamkeit vermutlich überschätzt. Die konventionelle Therapie sieht die Verabreichung eines Kortisonzäpfchens vor (100 mg), in schwereren Fällen die Inhalation von Suprarenin oder anderen

schleimhautabschwellenden Substanzen. Letztere Therapie ist aber dem Krankenhaus vorbehalten und für zuhause nicht zu empfehlen.

Besondere Vorsicht ist geboten

- bei sehr kleinen Kindern (Säuglinge bis 3 Monate)
- bei hohem Fieber und reduziertem Allgemeinbefinden
- bei lauten Geräuschen bei der Ausatmung
- wenn sich die Beschwerden nicht innerhalb von 30–60 Minuten deutlich bessern
- bei kloßiger Sprache oder Schluckbeschwerden (**Vorsicht:** Kehldeckelentzündung = Epiglottitis!)

In diesen Fällen sollte ärztliche Hilfe gesucht, im Zweifelsfall bei Atemnot sogar der Notruf 112 gewählt werden.

Notfall Meningitis

46. Woran erkennt man eine Meningitis?

Eine Meningitis (Hirnhautentzündung) kann in jedem Alter auftreten. Hinweise für das Vorliegen einer Meningitis sind:

- Plötzliches Fieber mit Kopfschmerzen
- Nackenschmerzen mit Nackensteifigkeit (das Kinn lässt sich nicht mehr bis an die Brust ziehen)
- Übelkeit und Erbrechen
- Berührungs-, Geräusch-, Lichtempfindlichkeit
- Reduziertes Allgemeinbefinden, auffallend krank wirkender Patient
- Bewusstseinstrübung, Schläfrigkeit

Bei Neugeborenen und kleinen Säuglingen sind diese Symptome nicht ohne weiteres zu erkennen: In dieser Altersgruppe sollte jegliches Fieber sorgfältig und umgehend abgeklärt werden. Hinweisend für eine Meningitis können dann z.B. auch eine blass-graue Hautfarbe, Apathie, eine Atemstörung, schrilles Schreien, eine vorgewölbte Fontanelle, Nahrungsverweigerung oder ein auffallender Blähbauch sein.

Achtung: Bei Verdacht auf Meningitis sollte unverzüglich gehandelt und ärztliche Hilfe in Anspruch genommen werden. Die Einweisung in ein Krankenhaus ist unbedingt erforderlich, die Behandlung muss so schnell wie möglich eingeleitet werden.

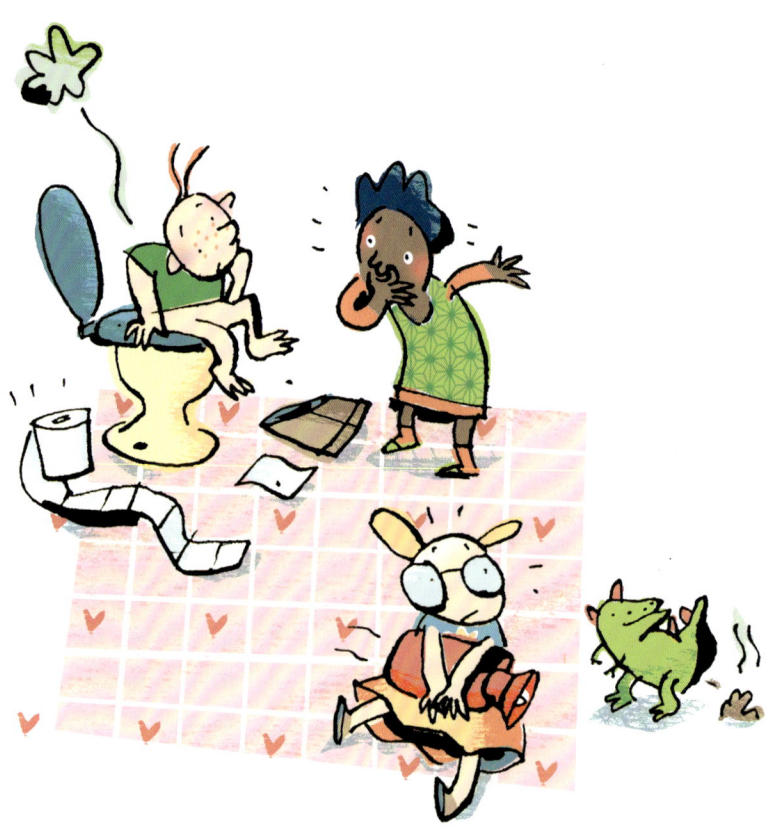

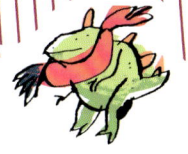

Infekte

47. Was tun bei Magen-Darminfekten und Gefahr von Austrocknung?

Bei akut aufgetretenem Durchfall und Erbrechen muss die verloren gegangene Flüssigkeit sehr schnell ersetzt werden. Dies gelingt am besten mit einer handelsüblichen Trinklösung (so genannte ORL = orale Rehydratationslösung, z. B. InfectoDiarrstop LGG®, Oralpädon 240 Apfel-Banane®). Folgendes Schema wird zur Einnahme empfohlen:

24-Stunden-Schema bei Durchfall

Stunde 0–4	Stunde 5–24
ORL (orale Rehydrationslösung)	bisherige Milch oder Beikost
30–80 ml/kg Körpergewicht z. B. 5 ml alle 1–2 Minuten (Tipp: notfalls mit Spritze verabreichen oder aus Eierbecher trinken lassen)	100 ml/kg für die ersten 10 kg, 50 ml/kg für die nächsten 10 kg 20 ml/kg für die restlichen kg Körpergewicht
Beispiel: ein 12 kg schweres Kind muss in den ersten Stunden mindestens 360 ml trinken	Beispiel: ein 12 kg schweres Kind muss in den folgenden Stunden mindestens 1100 ml (= 1,1 Liter) trinken

Die Gabe von Milchsäurebakterien (Probiotika) kann die Durchfalldauer verkürzen und die Ausheilung fördern (z. B. LGG Kapseln, InfectoDiarrstop® LGG mono; Dosierung: 2 x täglich 1 Kapsel bzw. 1 Beutel). Die wichtigste homöopathische Arznei bei anhaltendem Durchfall ist Okoubaka D3 oder D6 (3 x 3 Globuli).

Auch hier gilt: Wenden Sie sich an Ihren Kinderarzt oder Hausarzt, wenn Sie sich nicht sicher sind und die Akutsituation nicht gut einschätzen können. So sollte die Gefahr der Austrocknung bei Durchfall rechtzeitig erkannt werden.

\\

Achtung: Bei Säuglingen besteht besondere Gefahr vor Austrocknung.

\\

Verstopfung und Magenverstimmung

48. Wie erkennt man eine Verstopfung?

Immer wieder – nicht selten in der Advents- und Weihnachtszeit oder nach Festen – kommt es zu plötzlich auftretenden Bauchschmerzen bei Kindern. Wenn dies auch noch an Feiertagen geschieht, wird vor lauter Verzweiflung oftmals eine Notfallambulanz aufgesucht. Dort wird dann ein kleiner Einlauf gemacht, und nach ein paar Minuten entleert sich harter Stuhl, die Lage entspannt sich wieder. Was war da passiert? Wie erkennt man eine Verstopfung?

Man schätzt, dass ein Drittel aller Klein- und Schulkinder regelmäßig unter Verstopfung leidet. Die Kinder fühlen sich müde, werden blass und quengelig, haben weniger Appetit und klagen über Bauchschmerzen. Der Stuhl kann hart und bröckelig werden. Aus Angst vor Schmerzen bei der Stuhlentleerung wird der Gang zur Toilette vermieden, und die Verstopfung wird noch schlimmer.

Süßigkeiten, Kekse und Schokolade können, wenn sie in größerer Menge genossen werden, zu einer akuten Verstopfung führen. Wenn das Kind gleichzeitig zu wenig getrunken und ballaststoffhaltige Nahrungsmittel vernachlässigt hat, wird die Situation noch verstärkt. Die Übersicht zeigt Nahrungsempfehlungen bei Verstopfungsneigung.

\\\

Bevorzugt werden sollten...
- viel Flüssigkeit (Wasser, Obstsäfte)
- Obst, Gemüse, Suppen
- Vollkornbrot, Frischkornbreie, Müsli, Weizenkleie
- Butter, Olivenöl
- Honig, Backpflaumen

Weniger gegessen werden sollten...
- Fleisch, Wurst, Schinken
- Joghurt, Milch
- fettreicher Käse, Eier

Eher gemieden werden sollten...
- Bananen und rote Äpfel
- Magermilch, Quark, Magerkäse
- Weißbrot, Brezen, Kuchen, Gebäck
- weiße Nudeln, Reis
- Kakao, Schokolade, Eis, Marzipan, Pralinen, Pudding

\\

... und wie wird eine Verstopfung behandelt?

Ein – in der Regel einmaliger – Einlauf kann die akut aufgetretene Obstipation entlasten. Dazu eignen sich handelsübliche Klistiere (z.B. Microlax® für Säuglinge und Kleinkinder, bei größeren Kindern z.B. Klysma Sorbit®).

Falls die Verstopfung immer wieder kehrt oder chronisch zu werden droht, müssen neben der Beachtung der Nahrungsempfehlungen weitere Maßnahmen eingeleitet werden. So können beispielsweise Leinsamen oder Flohsamen die Stuhlbeschaffenheit bessern, aber auch

Verhaltensregeln mit geregeltem Tagesablauf und bewusstem Toilettengang müssen eingeübt werden.

> **Achtung:** Wenn die Ursache der Bauchschmerzen nicht klar ist oder es sich um eine chronische Verstopfung handelt, sollte stets ein Arzt hinzugezogen werden.

49. Weihnachten haben wir geschlemmt. Und jetzt hat mein Kind eine „Magenverstimmung". Was kann ich tun?

Mit der „Magenverstimmung" sind plötzlich auftretende Beschwerden wie Bauchweh, Völlegefühl und Übelkeit gemeint, die von einem zu reichhaltigen Mahl herrühren. Oder anders ausgedrückt: Man hat sich „überfressen"! Die Ernährung sollte natürlich auch immer altersentsprechend angepasst sein: Ein Kind muss zu Weihnachten nicht unbedingt eine fette Gänsekeule essen oder den ganzen Tag nur Süßigkeiten durcheinander.

Was kann man tun? Eine Pause einlegen, genügend trinken – am besten klares Wasser. Zur Unterstützung können bei Bedarf homöopathische Arzneien genommen werden.

Folgende Arzneimittel kommen für die Selbstbehandlung von Magenverstimmung und Verstopfung in Frage:

Pulsatilla: Folge von Überessen und Durcheinanderessen, v. a. fetthaltiger Speisen; Bauchschmerzen, Übelkeit; Gefühl wie von einem Stein im Magen; Ekel vor Speisen, kaum Durst; Verlangen nach frischer, kühler Luft

Dosiervorschlag: D12, 2–3 x tgl. 3 Globuli für 1–2 Tage

Nux vomica: Reizbare, nervöse, überempfindliche Kinder; verdorbener Magen, Übelkeit und Erbrechen; spastische Obstipation („Verkrampfung des Darms"); ständiger, erfolgloser Stuhldrang mit lebhaftem Kollern; Missbrauch von Abführmitteln; Risse am After

Dosiervorschlag: D12, 2–3 x tgl. 3 Globuli für 1–2 Tage

Okoubaka: Verdorbener Magen; bei Nahrungsmittelunverträglichkeiten oder Vergiftungen; Übelkeit und Erbrechen; zur Darmregulation; auch bei akutem Durchfall und Reisedurchfall

Dosiervorschlag: D6, 3 x tgl. 3 Globuli für einige Tage

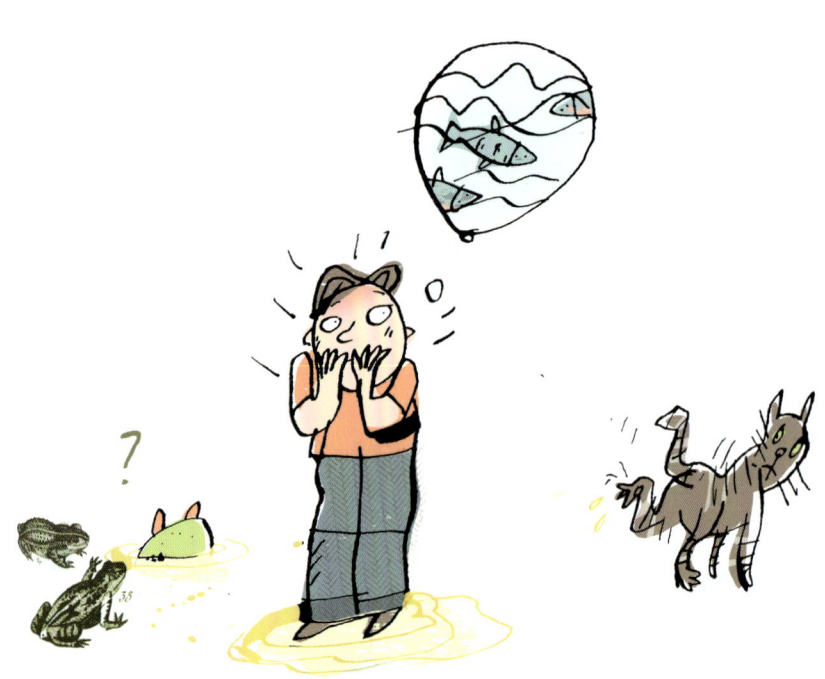

Blasenentzündung

50. Was kann ich naturheilkundlich machen, wenn meine Tochter immer wieder unter einer Blasenentzündung leidet?

Blasenentzündungen sollten insbesondere in den ersten fünf Lebensjahren unbedingt ärztlich abgeklärt werden. Zunächst einmal ist es bei Säuglingen und sehr kleinen Kindern relativ schwierig, überhaupt eine korrekte Diagnose zu stellen: Sie können noch keinen ordentlichen „Mittelstrahlurin" (d. h. die erste Portion noch ins Klo, dann erst in den Becher) produzieren, sondern man muss mühselig mittels kleinen Plastikbeuteln Urin für die Untersuchung im Labor gewinnen.

Bei einer gesicherten Harnwegsinfektion sollte eine entsprechende Diagnostik erfolgen, z. B. eine Ultraschalluntersuchung der Nieren, eventuell weitere Spezialuntersuchungen. Meist muss eine antibiotische Behandlung erwogen werden.

Wenn es sich um ein größeres Kind handelt, das kein Fieber hat, und wenn die Beschwerden noch überschaubar sind, kann bei einer Blasenentzündung ein ansteigendes Fußbad durchgeführt werden.

Das Fußbad ist auch bei Erkältungskrankheiten im Nasen-Rachenraum geeignet. Wenn das ansteigende Fußbad schlecht vertragen wird, kann auch ein gleichbleibend warmes Fußbad bei ca. 40 °C Wassertemperatur durchgeführt werden. Das warme Fußbad ist auch bei kalten Füßen geeignet, wenn anschließend ein Saunagang bevorsteht.

Ansteigendes Fußbad

- Bequem am Badewannenrand sitzen oder einen größeren Eimer oder Zuber zu Hilfe nehmen.
- Wanne oder Zuber mit Wasser füllen (Wassertemperatur zu Beginn 33–34 °C). Füße eintauchen und langsam bis zur halben Wade heißes Wasser zulaufen lassen.
- Innerhalb von 15–20 Minuten sollte die Temperatur langsam bis auf etwa 40 °C angehoben werden.
- Bei dieser Temperatur noch fünf Minuten sitzen bleiben.
- Dann abtrocknen und 15–30 Minuten ausruhen.

Wenn es sich um ein kleines Kind handelt, das erst vor kurzem sauber geworden ist und den Gang zur Toilette selbstständig erledigt, sollte die Hygiene überprüft werden: Putzt es sich „richtig herum" mit Toilettenpapier ab, oder führt das falsche Abputzen zum Einschleppen von Bakterien in die Blase?

Falls die Ursache der Blasenentzündung eine echte Verkühlung ist – beispielsweise ausgelöst durch Sitzen auf kalten Steinen in leichten Hosen – sollte das Kind viel trinken (zum „Durchspülen"). Als homöopathische Therapie kann Dulcamara D12 (3 x 3 Globuli) eingesetzt werden.

Bei wiederkehrenden Blasenentzündungen kann mit Cranberries vorgebeugt werden, z.B. Cranberry Cerola-Talern (Firma Dr. Grandel), 1–2 Taler pro Tag (bei Kindern von 1–4 Jahren 2 x ¼ Taler pro Tag), oder mit Cranberry-Saft.

Achtung: Vor allem bei Kindern unter fünf Jahren sollte jeder Verdacht auf eine akute Blasenentzündung immer ärztlich abgeklärt werden. Hauptsorge dabei ist, dass sich eine banale Blasenentzündung nach oben ausbreitet und als aufsteigende Harnwegsinfektion die Nieren schädigt.

Einnässen

51. Was bedeutet Einnässen, und was sind die Ursachen?

Die meisten Eltern halten das Sauberwerden ihres Kindes für einen Vorgang, der ganz von allein im Rahmen der normalen kindlichen Entwicklung abläuft. Auch wenn dies in vielen Fällen so ist, leiden im Alter von fünf Jahren doch immerhin 14 % aller Kinder – also etwa jedes 7. Kind – unter Einnässen. Zwar ist vorübergehendes Einnässen nicht weiter schlimm und gibt sich oft von allein, nicht selten hält es sich allerdings hartnäckig und kann unter Umständen zu einer großen Belastung der ganzen Familie werden und im schlimmsten Fall bis zur sozialen Ausgrenzung des Kindes führen.

Aus medizinischer Sicht unterscheidet man das nächtliche Einnässen (Enuresis nocturna, „Bettnässen") und die seltener auftretende Tagesinkontinenz (Enuresis diurna, „In-die-Hose-machen"). Dabei handelt es sich jeweils um eine unkontrollierte Entleerung der Harnblase. Ganz wichtig zu unterscheiden ist es, ob das Kind noch nie sauber war (= primäre Enuresis), oder ob es nach einer Phase von mindestens sechs Monaten bereits sauber war und erneut einnässt (= sekundäre Enuresis). Als medizinisch behandlungsbedürftig gilt das regelmäßige Einnässen nach Vollendung des 5. Lebensjahres bei Mädchen und des 6. Lebensjahres bei Jungen.

Die Ursachen des Einnässens sind vielfältig und in den meisten Fällen nicht exakt zu klären. Bei der primären Enuresis liegt nicht selten eine familiäre Belastung vor, d. h., Vater oder Mutter haben als Kind ebenfalls eingenässt. Auch im Rahmen von allgemeinen Entwicklungs- oder psychischen Störungen kommt diese Variante des Einnässens vor. Aus vielerlei Gründen kann das Erlernen des Wechselspiels zwischen Harnzurückhalten und Harnlassen gestört sein (Blasenfunktionsstörung, sog. Detrusor-Sphinkter-Dyskoordination, Stressinkontinenz u. a.).

Die sekundäre Enuresis ist häufiger durch Harnwegsinfektionen, d. h. allermeist durch Blasenentzündungen, bedingt. In diesem Fall ist die Ursache relativ einfach festzustellen und zu behandeln: Die Kinder klagen in der Regel über Schmerzen beim Wasserlassen, der Urin kann sich verfärben und unangenehm riechen; ein einfacher Streifentest beim Kinderarzt führt rasch zur richtigen Diagnose, und die Blasenentzündung kann sofort behandelt werden.

Eine große Rolle spielen darüber hinaus verschiedene psychische Belastungssituationen („Konflikt-Nässen"). Ein typisches Beispiel dafür ist die Geburt eines Geschwisterchens: Das ältere Kind ist eifersüchtig, da es nun plötzlich nicht mehr im Mittelpunkt steht; um wieder mehr Aufmerksamkeit von den Eltern zu erhalten, fängt es an einzunässen. Dies sollte aber eher als unbewusster Hilferuf des Kindes aufgefasst werden; es handelt sich nicht um eine bewusste, böswillige Tat des Kindes! Ein Ausschimpfen oder Bestrafen ist in dieser Situation nutzlos. Ebenso kann es vorkommen, dass Kinder z. B. beim Spielen im Kindergarten so konzentriert sind, dass sie den Harndrang gar nicht bemerken und plötzlich in die Hose machen („Spieleifer-Nässen").

52. Ab wann handelt es sich um ein ernstes Problem?

Während bei den meisten Kindern psychische Ursachen oder funktionelle Störungen vorliegen, sollten zu Beginn der Behandlung dennoch organische Grunderkrankungen als Ursache einer Enuresis ausgeschlossen werden: Dazu zählen Anfallsleiden, Nervenleiden, Fehlbildungen der Nieren, der Harnleiter, der Blase oder der Harnröhre u. a.

Bevor weitere Schritte unternommen werden, sollte der behandelnde Arzt eine gründliche körperliche Untersuchung vornehmen, den Entwicklungszustand des Kindes beurteilen, den Urin untersuchen und folgende wichtige Fragen stellen:

- Wie häufig ist das Einnässen? Kommt es nachts und / oder tagsüber vor? (Kalender führen)
- Besteht zusätzliches Einkoten?
- In welchen Situationen kommt es zum Einnässen?
- Wie lässt das Kind den Harn? Wie ist der Harnstrahl? Sind es große oder kleine Mengen? Wie häufig geht das Kind auf die Toilette? (Protokoll führen mit Uhrzeit, Harnvolumen und Trinkmenge)
- Wieviel, wann und welche Getränke nimmt das Kind zu sich?
- Gibt es eine familiäre Belastung, d. h., litten andere Personen in der Familie unter Einnässen?
- Gibt es psychische Belastungen in der Familie? Leidet das Kind unter Ängsten, Schlafstörungen usw.?

Wenn nach einer gründlichen Untersuchung und Befragung keine Anhaltspunkte für eine Grunderkrankung auftauchen, kann zunächst mit der Standardtherapie begonnen werden. Andernfalls muss der Kinderarzt entscheiden, welche weiterführenden Untersuchungen notwendig sind (z. B. Ultraschall, Druckmessung, Uroflowmetrie).

53. Wie behandelt man Einnässen?

Die konventionelle, medikamentöse Behandlung des Einnässens besteht in der Verabreichung von Desmopressin (DDAVP, Handelsname Minirin®). Das Medikament wird meist als Nasenspray verschrieben, kann aber auch als Tablette eingenommen werden. Diese Behandlung dient in der Regel nur als Überbrückungsmaßnahme, z. B. bei einer Klassenfahrt, wenn das Kind eine Woche lang möglichst nicht einnässen soll. Auf keinen Fall sollte damit eine Dauertherapie durchgeführt werden, da Desmopressin das Problem allein nicht lösen und außerdem erhebliche Nebenwirkungen haben kann.

Eine oft wirkungsvolle und zugleich nebenwirkungsfreie Methode zur Behandlung der Enuresis stellt die Homöopathie dar. Wie bei jeder chronischen Erkrankung sollte nach einem ausführlichen Gespräch (Anamnese) ein zum Patienten passendes, individuell gewähltes, homöopathisches Konstitutionsmittel verabreicht werden.

... und wie funktioniert eine Klingelmatte?

Wenn die bisher geschilderten, einfachen Maßnahmen nicht ausreichen, kann mit einer so genannten Klingelhose oder Klingelmatte gearbeitet werden. Ein erfolgreiches Modell ist z.B. die Klingelmatte ROE70 (Hersteller: Fa. Schienagel, München), die vom Arzt verschrieben werden kann. Eine solche apparative Verhaltenstherapie (AVT) ist vor allem bei nächtlichem Einnässen sinnvoll und wirksam und sollte unbedingt jede Nacht eingesetzt werden. Das Gerät registriert die Feuchtigkeit und weckt das Kind durch lautes Klingeln; es sollte anschließend direkt auf die Toilette gehen („Arousal-Training"). Dabei sollte das Kind unbedingt gelobt werden. Dadurch ergibt sich ein Lerneffekt (Konditionierung), und nach einiger Zeit sollte das Kind ganz sauber sein und ohne Gerät auskommen. Als Erfolg gelten 14 aufeinander folgende Nächte ohne Einnässen. Bei einem Rückfall kann die Behandlung wiederholt werden. Als kompletter Erfolg gilt, wenn es nach zwei Jahren zu keinem Rückfall gekommen ist. Die Erfolgsquote der apparativen Verhaltenstherapie liegt insgesamt bei 60–70 %.

Sauberwerden

54. Was können Eltern zum Sauberwerden des Kindes beitragen?

Kinder lernen erst im Laufe ihrer Entwicklung, die Blase zu kontrollieren. Dies hängt mit der Ausreifung des Nervensystems zusammen. Im Durchschnitt werden Kinder mit 30 Monaten trocken – mit oder ohne Sauberkeitserziehung! Eine zu frühe, sehr fordernde oder sogar bestrafende Erziehung zum Sauberwerden bringt nichts, sondern kann sogar ein späteres Einnässen begünstigen. Das Kind sollte vielmehr langsam herangeführt werden: Wann man auf die Toilette geht, was „rechtzeitig" heißt, wie man am besten dorthin kommt und was man vor Ort genau tun muss. Bestärken und loben Sie Ihr Kind, wenn es erfolgreich war. Denn das Einnässen ist keine böswillige Handlung des Kindes – ein Bestrafen des Kindes für seine „Tat" ist also vollkommen überflüssig und nutzlos!

Ein wichtiges Element, das diese „positive Verstärkung" berücksichtigt, ist ein Belohnungskalender. Hierbei soll das Kind selbst in einen Kalender eintragen, an welchen Tagen bzw. Nächten es eingenässt hat, und wann es erfolgreich trocken geblieben ist. So kann für nasse Tage beispielsweise eine Wolke eingetragen werden, für trockene Tage eine Sonne („Sonne-und-Wolken-Kalender"). Bei 15–20 % der Kinder reicht diese Maßnahme bereits aus.

Erwiesenermaßen ebenso nutzlos wie Schimpfen und Bestrafen ist es, die Flüssigkeitszufuhr einzuschränken – im Gegenteil: Tagsüber sollte das Kind viel trinken, die Trinkmenge sollte dabei über den Tag verteilt und nicht erst abends unmittelbar vor dem Schlafengehen ein ganzer Liter getrunken werden. Es kann hilfreich sein, auf zitrushaltige Säfte und Apfelsaft zu verzichten, da die enthaltene Säure die Blase noch zusätzlich reizen kann und das Problem dadurch verschlimmert.

Für Kinder, die es tagsüber nicht schnell genug zur Toilette schaffen („Dranginkontinenz"), kann ein so genanntes Blasentraining hilfreich sein: Dabei wird einmal täglich geübt, den Urin so lange wie möglich zurückzuhalten, bis es nicht mehr geht. Eine weitere Übung besteht darin, eine Stunde vor dem Schlafengehen alle 10 Minuten zu urinieren, um die Blasenentleerung zu trainieren. Blasentraining ist allerdings nutzlos bei Kindern, die keine Auffälligkeiten beim Wasserlassen zeigen und beispielsweise nur nachts im Schlaf Einnässen.

Phimose

55. Wie kann man eine Phimose behandeln?

Unter einer Phimose versteht man eine Vorhautverengung bei Jungen: Die Vorhaut (Präputium) lässt sich nicht zurückstreifen. Eine Vorhautverklebung (auch als „physiologische Phimose" bezeichnet) findet sich in den ersten 3–4 Lebensjahren relativ häufig und ist normalerweise nicht behandlungsbedürftig. Bei rund 75 Prozent der dreijährigen Knaben ist die Vorhaut bereits ohne Probleme zurückstreifbar.

Ein Sonderfall ist die Paraphimose, die unter anderem durch wiederholte Vorhautentzündungen entstehen kann: Dabei kommt es nach Zurückstreifen der Vorhaut zur Abschnürung der Glans (= Eichel), die sich dann dunkel verfärben kann und nicht mehr richtig durchblutet wird. In diesem Falle muss sofort ein Kinderchirurg aufgesucht werden.

Wichtig: Bei Säuglingen oder Kleinkindern sollte bei einer bestehenden Phimose bzw. Vorhautverklebung die Vorhaut auf keinen Fall „mit Gewalt" zurückgezogen werden. Eine solche Manipulation führt zu Einrissen und narbigen Veränderungen, so dass danach erst recht Probleme entstehen können und eine Operation unumgänglich wird.

Falls sich eine Vorhautverklebung bis zum Schulalter nicht von selbst gelöst hat, kann ein Behandlungsversuch mit einer kortisonhaltigen Creme erfolgen, die für 4–6 Wochen zweimal täglich aufgetragen werden muss. Üblicherweise wird dazu Betamethason (z.B. Betnesol-V Creme 0,1%® verwendet. Damit kann in der Mehrzahl der Fälle eine Operation vermieden werden. Wenn die Verengung der Vorhaut allerdings sehr ausgeprägt ist und ein enger, narbiger Schnürring zu sehen ist, kann man sich die Creme-Behandlung sparen.

Wiederholte Entzündungen der Glans (Balanitis) und der Vorhaut (Posthitis) – zusammen als Balanoposthitis bezeichnet – können durch Vernarbung zu einer Phimose führen. Bei der Balanoposthitis sind Vorhaut und Eichel gerötet und mehr oder weniger angeschwollen. Meist können Kamille-Sitzbäder (z.B. mit Kamillosan® oder Kamillin Konzentrat-Robugen®) und so genannte „feuchte Vorlagen" mit desinfizierenden Mitteln (z. B. Octenisept®) Abhilfe verschaffen.

Etwa 2–4 % aller Knaben und Männer müssen im Laufe ihres Lebens operiert werden. Bei der Zirkumzision (= Operation der Phimose, Beschneidung) wird entweder ein Teil („vorhautsparende" Zirkumzision) oder die ganze Vorhaut (radikale Zirkumzision) entfernt.

Bei folgenden Indikationen muss eine Zirkumzision erwogen werden:

- Wiederkehrende Vorhautentzündungen (Balanitis)
- Schmerzen und „Ballooning" beim Wasserlassen (= ballonartiges Aufblähen der Vorhaut)
- Narbige Verengung und Entzündungszeichen, Paraphimose

Es gibt Hinweise, dass beschnittene Säuglinge ein deutlich geringeres Risiko für Harnwegsinfektionen (Blasen- und / oder Nierenentzündung) im ersten Lebensjahr haben. Daher könnte im Einzelfall erwogen werden, ob Säuglinge mit einem besonders hohen Risiko für

83

Harnwegsinfektionen – beispielsweise mit einer angeborenen Fehlbildung des Harnleiters – sogar vorbeugend beschnitten werden sollten. Dass eine Zirkumzision die Häufigkeit von Krebserkrankungen vermindert, gilt dagegen mittlerweile als widerlegt.

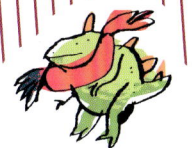

Kinderkrankheiten erkennen

56. Was sind Kinderkrankheiten?

Unter Kinderkrankheiten versteht man traditionell Krankheiten, die insbesondere im Kindesalter mit einer typischen Symptomatik auftreten und – von Ausnahmen abgesehen – eine lange Immunität hinterlassen. Die wohl bekannteste, klassische Kinderkrankheit sind die Windpocken: Nach durchgemachter Erkrankung, die etwa eine Woche andauert, hat das Kind Antikörper entwickelt, die bis ins hohe Lebensalter bestehen bleiben und eine nochmalige Erkrankung verhindern.

Seitdem in Deutschland und in den meisten anderen europäischen Ländern flächendeckende Impfungen empfohlen werden, beobachtet man zunehmend eine Verschiebung der klassischen Kinderkrankheiten in andere Altersgruppen. Das markanteste Beispiel sind die Masern: Da mittlerweile mehr als 95 Prozent aller Kleinkinder geimpft sind und somit in diesem Alter vor der Erkrankung geschützt sind, treten die Masern vermehrt bei Erwachsenen und im Säuglingsalter auf. Erwachsene sind entweder nicht geimpft, oder die Impfung aus Kinderzeiten wirkt nicht mehr; Säuglinge können erkranken, weil die Impfung erst ab Ende des ersten Lebensjahres vorgenommen werden kann. Somit ist der klassische Begriff „Kinderkrankheiten" mehr und mehr in Auflösung begriffen, da viele Krankheiten in anderen Lebensperioden auftreten.

Von Ausnahmen abgesehen (Keuchhusten, Scharlach), stehen in der konventionellen Medizin lediglich symptomatische Maßnahmen (z.B.

Fiebersenkung) zur Verfügung. Zusätzlich können hilfreiche Anwendungen aus dem naturheilkundlichen Bereich die Beschwerden deutlich lindern und die Krankheitsdauer verkürzen.

Bei harmlosen Verläufen (z. B. 3-Tage-Fieber, Ringelröteln, Röteln) kann der Krankheitsverlauf meist ohne weitere Behandlung abgewartet werden. Je nach Allgemeinbefinden des Kindes kommen allgemeine und naturheilkundliche Maßnahmen in Betracht: Bettruhe, ausreichend Flüssigkeit, Wadenwickel bei Fieber (s. S. 6), Quark- oder Zitronenwickel bei Halsschmerzen (s. S. 59/60), Hustentees (s. S. 64), Zwiebelwickel bei Ohrenschmerzen (s. S. 54) usw.

Eine homöopathische Behandlung kann bei vielen Kinderkrankheiten sinnvoll und wirksam sein: Ob bei Keuchhustenanfällen, Juckreiz bei Windpocken oder Halsschmerzen bei Scharlach, sogar bei Mumps und Masern können homöopathische Arzneien die Beschwerden deutlich lindern. Bitte besprechen Sie die individuelle Behandlung mit Ihrem Kinderarzt oder Hausarzt!

57. Wie kann ich erkennen, ob mein Kind eine „Kinderkrankheit" ausbrütet?

Während die meisten Eltern Windpocken ohne ärztliche Hilfe erkennen können, ist dies bei den übrigen Erkrankungen schwieriger. Jeder Säugling mit Fieber sollte noch am selben Tag zum Arzt gebracht werden. Die Notwendigkeit einer sofortigen Untersuchung erkrankter Klein- oder Schulkinder hängt von der Erfahrung der Eltern ab. Jedes Kind mit deutlich reduziertem Allgemeinzustand und jeder unklare Hautausschlag sollten grundsätzlich ärztlich abgeklärt werden.

Keuchhusten und Scharlach sind bakterielle Infektionen und können daher mit Antibiotika behandelt werden. Ob dies im Einzelfall unbedingt notwendig ist, sollte mit dem behandelnden Arzt besprochen werden. Die Ansteckungsdauer wird mit Antibiotika wesentlich verkürzt, was heutzutage ein wichtiges Argument für eine Behandlung darstellt.

Keuchhusten

58. Wie kann ich erkennen, ob mein Kind Keuchhusten hat?

Beim Keuchhusten (Pertussis) handelt es sich um eine altbekannte Infektionskrankheit, die durch das Bakterium Bordetella pertussis, gelegentlich auch Bordetella parapertussis, verursacht wird. Traditionell wird der Keuchhusten neben Windpocken, Masern, Scharlach usw. zu den typischen Kinderkrankheiten gezählt. In einer ungeimpften Bevölkerung betrifft der Keuchhusten vor allem Kinder zwischen zwei und sechs Jahren, während nach der Einführung der generellen Impfung für Säuglinge (1991) eine Verschiebung der Erkrankungshäufigkeit zum einen in das Jugend- und Erwachsenenalter, zum anderen in das Säuglingsalter zu beobachten ist.

Pro Jahr erkranken in Deutschland mehrere tausend Menschen an Keuchhusten. Er kann das ganze Jahr über auftreten, eine Häufung findet sich im Spätsommer und Winter.

Der Keuchhusten wird durch eine so genannte Tröpfcheninfektion übertragen: Dem Keuchhustenerreger wird ein Gesunder ausgesetzt, wenn er im Umkreis von etwa zwei Metern an einem mit Keuchhusten Erkrankten vorbeigeht und von diesem direkt angehustet wird. Bei üblichen Kontakten im gemeinsamen Haushalt besteht eine bis zu 90 %ige Chance, sich anzustecken.

Nach einer Inkubationszeit von durchschnittlich 7–10 Tagen (maximal 3 Wochen) kommt es zu ersten Krankheitszeichen. Der Verlauf des Keuchhustens wird in 3 Stadien gegliedert, die sich typischerweise über einen Gesamtzeitraum von 6–12 Wochen erstrecken.

Im **Stadium catarrhale** (Dauer 1–2 Wochen) kommt es zu ersten Beschwerden der Atemwege mit Husten, Schnupfen, gelegentlich auch Fieber. Daran anschließend folgt das **Stadium convulsivum** (Dauer 4–6 Wochen) mit den für den Keuchhusten so charakteristischen Hustenattacken: Hierbei handelt es sich in der Regel um harte, anhaltende, direkt aufeinander folgende Hustenstöße, den so genannten „Stakkato-Husten". Direkt anschließend folgt das typische „Juchzen", das durch die plötzlich wiedereinsetzende Einatmung ausgelöst wird. Während dieses Stadiums würgt der Patient meist zähen Schleim heraus, und in vielen Fällen kommt es zu starkem Würgen oder Erbrechen beim Husten. Von den Hustenattacken besonders gequält werden die Patienten nachts im Schlaf. Im letzten Stadium **(Stadium decrementi)** klingen die Beschwerden allmählich ab. Nicht selten bleibt aber ein so genannter „Erinnerungshusten" zurück, der sogar Monate lang weiter bestehen kann.

Der Keuchhusten ist bereits ab dem Ende der Inkubationszeit ansteckend, am stärksten im Stadium catarrhale. Die Ansteckungsgefahr ist – zumindest bei unbehandelten Patienten – erst nach 3 Wochen vorbei.

Es gibt häufig auch abgeschwächte Verläufe, die nicht immer das Vollbild des Keuchhustens zeigen. Daher gilt: **Ein trockener Husten, der länger als 2 Wochen anhält, sollte an Pertussis denken lassen.**

Keuchhusten bei Neugeborenen und jungen Säuglingen ist besonders schwierig zu erkennen: In diesem Alter kommt es oft nicht zu den charakteristischen Hustenstößen, sondern vielmehr zu den gefürchteten Atemaussetzern im Schlaf. Hinweise auf Keuchhusten können auch eine bläuliche Verfärbung der Haut um den Mund herum oder kleine, punktförmige Hautblutungen am Hals und im Gesicht sein, die durch das Würgen oder Erbrechen während der Hustenstöße entstehen können.

Die Diagnose „Keuchhusten" ist einfach zu stellen: Mit einem Rachenabstrich wird etwas Sekret des Patienten gewonnen und anschließend mittels Anzüchtung oder Direktnachweis (PCR) des Erregers der Keuchhusten festgestellt. Bei schon länger bestehenden Symptomen können auch Antikörper im Blut untersucht werden, die allerdings erst 1–2 Wochen nach Krankheitsbeginn nachgewiesen werden können.

Wichtig ist daher: Man muss vor allem an den Keuchhusten denken und die entsprechende Untersuchung einleiten!

59. Wie ist die Impfempfehlung? Und wie sieht die konventionelle Therapie aus?

Seit 1991 wird die Impfung gegen Keuchhusten in Deutschland empfohlen. Seit 1995 wird ein „azellulärer" Pertussis-Impfstoff verwendet. Die Ständige Impfkommission (STIKO) Berlin empfiehlt für alle Kinder die dreimalige Impfung im 1. Lebensjahr und eine Auffrischungsimpfung im 2. Lebensjahr, danach alle 5 Jahre. Im Erwachsenenalter wird eine einmalige Auffrischung empfohlen. Auch vollständig Geimpfte können Überträger sein, sogar wenn sie selbst nicht akut erkranken. Der Impfschutz bietet keinen 100 %igen Schutz, allerdings erkranken Geimpfte in der Regel weniger heftig.

Für die Behandlung des Keuchhustens gelten die Empfehlungen der Deutschen Gesellschaft für pädiatrische Infektiologie e. V.: Da es sich um eine bakterielle Infektion handelt, wird mit einem Antibiotikum (1. Wahl: Erythromycin) 14 Tage lang behandelt. Bei frühzeitigem Beginn kann der Verlauf damit eventuell abgekürzt werden. Allerdings haben die Antibiotika keinen wesentlichen Einfluss auf die unangenehmen Hustenattacken. Eine Antibiotikabehandlung wird sogar noch bis spätestens 3 Wochen nach Erkrankungsbeginn empfohlen, da hierdurch eine weitere Ansteckung verhindert werden kann. Antibiotisch behandelte Kinder gelten bereits 5 Tage nach

Behandlungsbeginn als nicht mehr ansteckend und dürfen wieder in den Kindergarten bzw. die Schule gehen.

Säuglinge, die jünger als 6 Monate sind, sollten stationär in eine Kinderklinik aufgenommen werden. Eine vorübergehende Überwachung mit Monitor kann notwendig sein, um einen Sauerstoffmangel durch Atemaussetzer zu erkennen.

60. Welche Möglichkeiten gibt es bei Keuchhusten mit Naturheilkunde und Homöopathie?

Eine wirkungsvolle naturheilkundliche Methode, um dem Keuchhusten effektiv vorzubeugen, gibt es leider nicht. Allerdings bestehen gute Möglichkeiten, einen bestehenden Keuchhusten begleitend zu behandeln und die Beschwerden durch folgende Maßnahmen zu lindern:

- Das erkrankte Kind sollte sich in einer möglichst reizarmen Umgebung befinden, um keinem unnötigen Stress ausgesetzt zu sein.
- Auf eine ausreichende Flüssigkeitszufuhr sollte unbedingt geachtet werden.
- Vor allem bei Säuglingen und Kleinkindern können häufigere, kleine Mahlzeiten hilfreich sein, da diese weniger während der Hustenattacken erbrochen werden.
- Inhalationen mit isotonischer Kochsalzlösung (z. B. Emser®) können hilfreich sein, um die Atemwege zu befeuchten und den Hustenreiz zu lindern.
- Ein Brustwickel mit Kartoffeln kann entkrampfend wirken und den Husten abmildern.

\\

Kartoffelwickel

- Kartoffeln ungeschält im Dampf garen und etwas abkühlen lassen.
- Auf Haushaltspapier legen und einpacken. Das Paket in einem feinen Baumwolltuch einschlagen und die Kartoffeln darin mit dem Nudelholz zerdrücken.
- Temperatur am Arm testen (**Vorsicht: heiß!**), das nicht zu heiße Paket auf die Brust auflegen, Baumwolltuch darüber legen.
- Anwendungsdauer: 30–60 Minuten bzw. so lange der Wickel als angenehm empfunden wird.

\\

Die homöopathische Behandlung des Keuchhustens hat eine lange Tradition. Die Bedeutung der Homöopathie – auch in Ergänzung zur antibiotischen Therapie – ergibt sich dadurch, dass hiermit gezielt und effektiv auf die schweren Hustenattacken Einfluss genommen werden kann.

Nicht selten bestehen die Beschwerden in Form eines sehr lästigen, trockenen Reizhustens wochenlang, in Einzelfällen sogar über Monate, wodurch viele Patienten zusätzlich unter ausgeprägten Schlafstörungen leiden. Die Auswahl des passenden homöopathischen Mittels sollte ein mit dem Krankheitsbild vertrauter, homöopathischer Therapeut vornehmen.

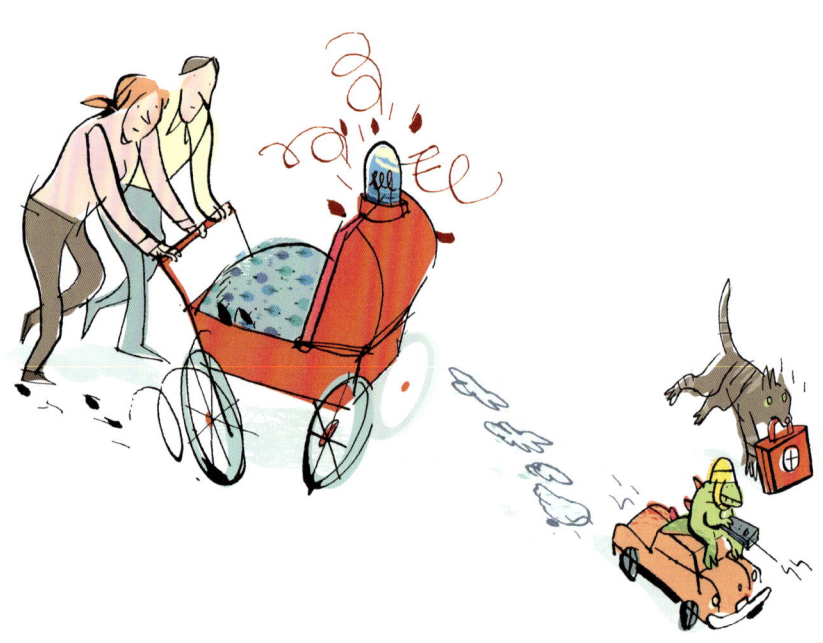

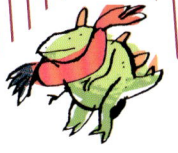

Unfälle und Stürze

61. Was tun bei einem Unfall?

Ob im Kindergarten, in der Schule oder zu Hause – im Alltag sind Kinder vielen Risiken ausgesetzt, die zu Verletzungen führen können. Soweit wie möglich sollten Vorkehrungen getroffen werden, die dafür sorgen, dass es gar nicht erst zu derartigen Unfällen kommt: Treppensicherungen im Lauflernalter, Schutz vor ungesicherten Heißwasserkochern oder Töpfen, Sicherheitssitze im Auto und auf dem Fahrrad, richtiges Schuhwerk im Sportunterricht.

Wenn sich dennoch ein Unfall mit Verletzungsfolge ereignet hat, muss die erste Frage lauten: Benötigt das Kind ärztliche Hilfe? **Bei schweren Unfällen mit Verletzungen wie beispielsweise Knochenbrüchen, heftigen Stürzen auf den Kopf oder großflächigen Verbrühungen muss der Notarzt alarmiert werden: Telefon 112.** Bei leichteren Verletzungen muss abgewogen werden, ob ein Arzt aufgesucht werden soll.

Wenn sich der Unfall im Kindergarten oder in der Schule ereignet hat – also in öffentlichen Einrichtungen – muss ein D-Arzt (kurz für „Durchgangsarzt") aufgesucht werden, der zur Behandlung von solchen Unfällen befugt ist.

62. Wenn ein Kleinkind stürzt: Wann muss man zum Arzt, was kann man selber tun?

Im Lauflernalter sind viele kleine Stürze die Regel. Ein blauer Fleck an der Stirn zahlreicher Kleinkinder erinnert noch wochenlang an das

Ereignis. Dabei ist nicht jeder Sturz behandlungsbedürftig: Das regelmäßige Verabreichen von „Arnica-Globuli", die in vielen Kindergärten und auf Spielplätzen gleichsam wie Gummibärchen schon beim geringsten Stolperer verteilt werden, ist sicher übertrieben und vollkommen unnötig.

Bei Hinweisen auf eine Gehirnerschütterung (s. Kasten) sollte unbedingt ärztlicher Rat – nach Möglichkeit bei einem Kinderchirurgen oder Kinderarzt – eingeholt werden und gegebenenfalls eine Überwachung im Krankenhaus erfolgen. Dies gilt ganz besonders für Säuglinge im ersten Lebensjahr (Sturz vom Wickeltisch!).

Risikofaktoren / Warnzeichen einer Gehirnerschütterung

- Sturz, Schlag oder Stoß auf den Kopf, Platzwunde
- Bewusstlosigkeit (auch wenige Sekunden!)
- Jegliches Erbrechen nach dem Sturz
- Veränderte Reaktionen: Kind reagiert verlangsamt, wirkt „irgendwie komisch" usw.

Nicht selten kommt es zu Platzwunden am Kopf oder im Gesicht: Nach erfolgter Blutstillung und Desinfektion (z.B. mit Octenisept®) sollte die Wunde innerhalb von 4 Stunden chirurgisch behandelt werden. Denn nur in dieser Zeitspanne direkt nach der Verletzung kann die Wunde so versorgt werden, dass das kosmetische Ergebnis am Ende gut ist. Verstreicht ein längerer Zeitraum, lassen sich die Wundränder durch die körpereigene Wundheilung nicht mehr nahtlos schließen. In den meisten Fällen genügen Gewebekleber (z.B. Epiglu®) und „Steristrips" (kleine Pflasterstreifen), manchmal muss aber – je nach Größe und Beschaffenheit der Wunde – genäht werden.

63. Welche Selbsthilfemöglichkeiten gibt es bei Unfällen und Stürzen mit Schlitten und Schlittschuhen?

Wie bei jedem Unfall soll auch hier die erste Frage lauten: Benötigt das Kind ärztliche Hilfe? Bei schwereren Unfällen mit Verletzungen wie beispielsweise Knochenbrüchen oder heftigen Stürzen auf den Kopf muss der Notarzt alarmiert werden. Auch bei leichteren Verletzungen muss abgewogen werden, ob ein Arzt aufgesucht werden soll.

Platzwunden müssen ärztlich versorgt werden. Prellungen, Verstauchungen und eingeklemmte Finger können, sofern keine weitere ärztliche Behandlung notwendig erscheint, kühlend (Eisbeutel oder „Coolpack") behandelt werden.

Beim Schlittschuhlaufen kann ein Sturz mit dem Kopf aufs harte Eis relativ schnell zu einer Gehirnerschütterung führen. Sehr unangenehm und schmerzhaft ist auch ein Sturz auf das Steißbein. Sollten trotz homöopathischer Behandlung auf Dauer die Beschwerden anhalten (z.B. Einnässen), ist ein Besuch bei einem auf Kinder spezialisierten Osteopathen überlegenswert, da es durch den Aufprall möglicherweise zu einer Fehlstellung des Steißbeins gekommen ist.

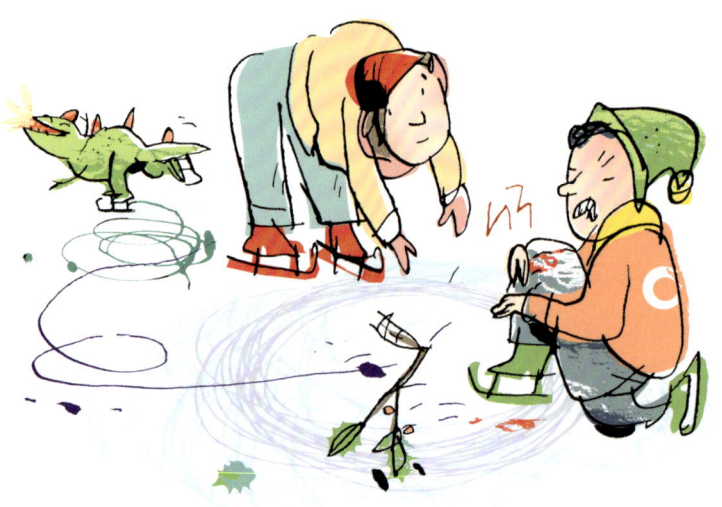

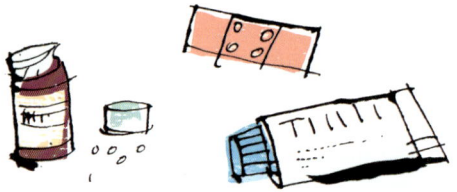

Verletzungen

64. Was tun bei Prellungen, Verstauchungen und Schürfwunden?

Im Sportunterricht, aber auch auf dem Pausenhof oder auf Klassenfahrten, kann es zu Prellungen und Verstauchungen kommen. Bei deutlich sichtbaren Schwellungen, z. B. am Knöchel, Bewegungseinschränkung und starken Schmerzen sollte eine Röntgenaufnahme angefertigt werden. Damit kann ein unter Umständen von außen nicht erkennbarer Knochenbruch ausgeschlossen werden. Dies gilt insbesondere für Handverletzungen, z. B. durch in die Tür eingeklemmte Finger. Wenn ein Knochenbruch im Wachstumsalter nicht erkannt wird und bei dem Bruch möglicherweise die Wachstumsfugen verletzt wurden, kann dies später zu deutlichen Verkrümmungen oder Verkürzungen führen.

Zur Behandlung eignen sich bei leichten Prellungen oder Verstauchungen Salben wie z. B. Beinwellsalbe, Arnicasalbe oder auch fertige Mischungen wie Traumeel S® Creme.

Eine Schürfwunde sollte zunächst einmal gründlich gereinigt werden. Besonders bei verschmutzten Wunden sollten ein Desinfektionsmittel (z. B. Octenisept®) angewendet, anschließend – je nach Größe der Verletzung – ein sauberes Pflaster oder ein Verband aufgelegt werden.

65. Was tun bei Augenverletzungen?

Einen Sonderfall stellen Augenverletzungen dar: Hier ist es wichtig, das verletzte Auge möglichst ruhig zu halten, eventuell abzudecken und rasch zum Augenarzt zu fahren! Bei der augenärztlichen Behandlung müssen gegebenenfalls Fremdkörper (z. B. kleine Splitter) entfernt, bei Prellungen (z. B. durch Tennisball) muss die Netzhaut untersucht werden.

66. Was tun bei Verbrennungen?

Verbrennungen sollten sofort, ausgiebig und für mindestens 5 Minuten mit kaltem, klarem Wasser gekühlt werden. Bei höhergradigen Verbrennungen (Blasenbildung, stark verbrannte Haut) muss eine chirurgische Behandlung erfolgen, bei der abgestorbene Haut entfernt und eine sterile Wundabdeckung aufgelegt wird.

67. Was tun bei Insektenstichen?

Bei dicker, übermäßiger Schwellung und Juckreiz kann man frisch gequetschte Spitzwegerich-Blätter auf den Stich auflegen. Auch eine aufgeschnittene Zwiebel hat eine entsprechende Sofortwirkung. Auch handelsübliche Gele sind bei Juckreiz gut wirksam (z. B. Fenistil® Gel).

Innerlich können folgende homöopathische Mittel gegeben werden:

- Apis: Insektenstiche mit starker Schwellung, Nesselsucht. Dosierbeispiel: 3–5 x tgl. 3 Globuli D6
- Ledum: Mückenstiche. Dosierbeispiel: 3 x tgl. 3 Globuli D12

68. Welche homöopathischen Mittel können wir bei Verletzungen einsetzen und wie werden sie dosiert?

Nach erfolgter Wundversorgung und gegebenenfalls notwendiger, chirurgischer Versorgung kann eine begleitende homöopathische Behandlung sinnvoll sein. In der folgenden Tabelle werden wichtige Verletzungsmittel aufgelistet.

Dosiervorschlag: jeweils 3 x täglich 3 Globuli der Arznei in der D6 (oder 2 x täglich in der D12) geben. Die Einnahmedauer hängt von der Schwere der Verletzung ab: Oft reichen 2–3 Tage, bei Verstauchungen oder Blutergüssen kann die Arznei aber auch über 2–3 Wochen eingenommen werden.

Die wichtigsten Verletzungsmittel in der Homöopathie

Arnica montana: Das Verletzungsmittel schlechthin für alle Arten von Verletzungen, Prellungen, Verstauchungen, Blutergüssen, Quetschungen usw., zur begleitenden Behandlung von Knochenbrüchen, Gehirnerschütterung, Muskelkater

Hypericum perfoliatum: Bei starken Schmerzen nach Einklemmen der Finger oder Zehen bei Sturz auf das Steißbein (sehr bewährt!), zur begleitenden Behandlung bei Gehirnerschütterung, Verletzung der Wirbelsäule

Ledum palustre: Bei Stichwunden, Schnittwunden (z. B. Nägel, Messer, Nadeln etc.), nach Hundebiss

Cantharis vesicatoria: Wichtigstes Mittel bei Verbrennungen

Calendula officinalis: Bei Schürfwunden, verschmutzten Wunden mit Neigung zu Eiterung

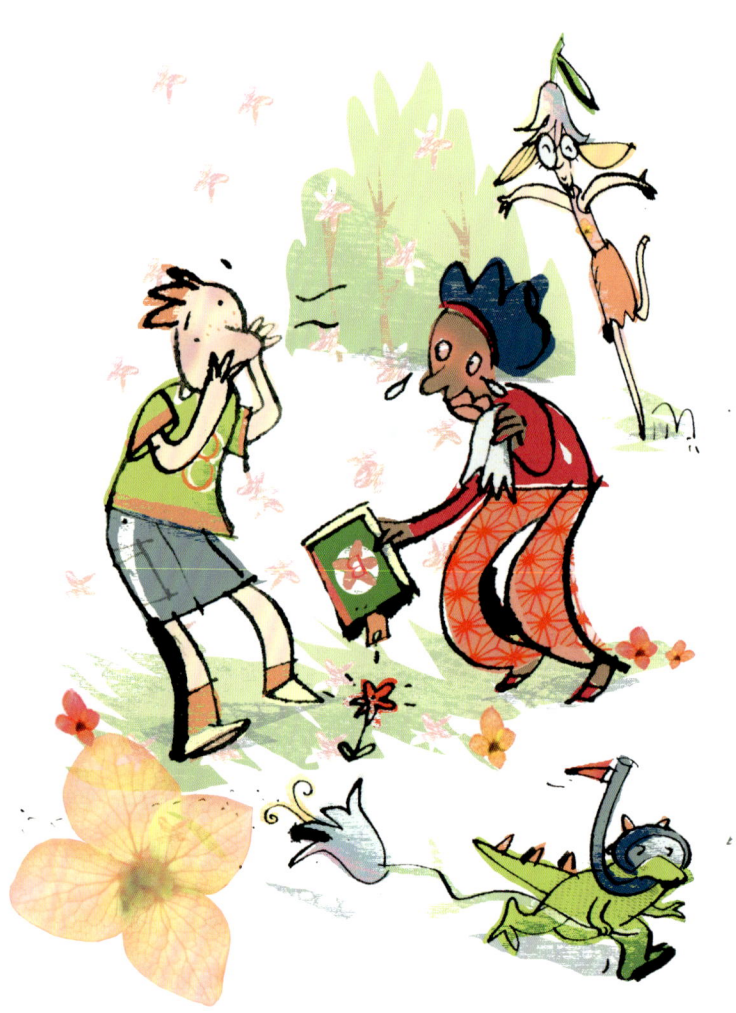

Neurodermitis

69. Ein weitverbreitetes Problem: Neurodermitis bei Kindern. Was hat es mit dieser Krankheit auf sich?

Bei der umgangssprachlich als „Neurodermitis" bezeichneten Erkrankung handelt es sich um kein neues Phänomen. Das auch als „atopisches Ekzem", „endogenes Ekzem" oder „atopische Dermatitis" bezeichnete Krankheitsbild wird seit langer Zeit in der medizinischen Literatur beschrieben. Die Diagnose wird in unserer Zeit allerdings immer häufiger gestellt: Nach aktuellen Schätzungen leiden 5–10 % aller Kinder unter einem atopischen Ekzem. Der ursprüngliche Begriff „Neurodermitis" weist darauf hin, dass die Betroffenen an entzündlichen Hauterscheinungen leiden (lat.: -dermitis oder Dermatitis = Hautentzündung), die neben anderen auch psychische Auslöser (lat.: neuro- = Nerven) haben können.

Der modernere, wissenschaftliche Begriff „atopisches Ekzem" (Ekzem = entzündliche Hautveränderung mit Juckreiz) bedeutet, dass die Erkrankung zum Formenkreis der „Atopie" (von griech. atopos = nicht am Platz) gerechnet wird. Hierzu zählen auch das allergische Asthma bronchiale und der Heuschnupfen. Es handelt sich dabei um Krankheiten, bei denen der menschliche Körper mit einer überschießenden („nicht am Platz" befindlichen, also übertriebenen) Reaktion des Immunsystems bestimmte Erscheinungen wie Juckreiz an Haut, Augen und Nase, außerdem Schnupfen und Atembeschwerden bis hin zur gefährlichen allergischen Schockreaktion hervorbringen kann.

70. Wodurch entsteht eine atopische Erkrankung?

Häufig liegt eine erbliche Veranlagung vor, die der Arzt aus der Familiengeschichte erfragen kann. Leiden etwa die Eltern oder Geschwister des Patienten an atopischen Erkrankungen, so besteht ein stark erhöhtes Risiko, ebenfalls ein atopisches Ekzem zu entwickeln.

Viele Betroffene reagieren auf bestimmte Auslöser (Allergene) mit deutlicher Verschlimmerung der Ekzeme. Dazu zählen sowohl **Nahrungsmittel** (z.B. Milch und Milchprodukte, Ei, verschiedene Obst- und Gemüsesorten, Nüsse) als auch **Inhalationsallergene** („einatembare" Allergene wie Tierhaare, Hausstaubmilben, Pollen) und **Kontaktallergene** (durch direkten Kontakt mit der Haut, z.B. Kleidung, Kosmetika, Waschmittel). Besonders bei den Nahrungsmitteln ist es wichtig, die echten Allergien, die meist auch durch Laboruntersuchungen nachgewiesen werden können, von den so genannten Nahrungsmittelunverträglichkeiten (Pseudoallergien) zu unterscheiden. Bei letzteren tritt die Verschlechterung der Symptome nicht wie bei der echten Allergie schlagartig unmittelbar nach dem Verzehr auf, sondern ruft mit einer Verzögerung von ein bis zwei Tagen deutlichen Juckreiz und Hautentzündung hervor. Zur Allergiediagnostik eignen sich Antikörperbestimmungen im Blut und Hauttests (z.B. Prick-Test oder Reibetest), bei denen das jeweilige Allergen auf die Haut aufgetragen und die Reaktion beobachtet wird.

Neben allergischen Reaktionen, genetischer Veranlagung und Nahrungsmittelunverträglichkeiten spielen auch andere Auslöser eine wichtige Rolle, z.B. können virale und bakterielle Infekte einen Krankheitsschub auslösen, ebenso starkes Schwitzen, Stresssituationen oder Klimaveränderungen. Viele Betroffene erfahren eine deutliche Besserung (oder Verschlechterung!) bei Klimawechsel, z.B. bei Aufenthalten am Meer oder in den Bergen.

71. Woran erkennt man Neurodermitis?

Das atopische Ekzem tritt oft schon im Laufe des ersten Lebensjahres auf. Die Diagnose lässt sich ab dem 3. Lebensmonat stellen. Gerade in diesem Alter bricht die Erkrankung häufig aus, weshalb dann eine kurz zuvor durchgeführte Impfung – üblicherweise die Sechsfachimpfung mit Tetanus, Diphtherie, Keuchhusten, Polio, Haemophilus, Hepatitis – als Auslöser beschuldigt wird. Ein Zusammenhang zwischen Impfungen und Auftreten der Neurodermitis wird zwar immer wieder beschrieben, ist aber bisher wissenschaftlich nicht bewiesen.

Erstes Zeichen ist der so genannte „Milchschorf", bei dem sich am behaarten Kopf, aber auch am Körper Rötungen, Bläschen und nässende Hautausschläge bilden können. Bei kleinen Säuglingen kann dies mit dem so genannten „Gneis" (seborrhoische Dermatitis) verwechselt werden, welcher aber einen anderen Verlauf nimmt. Typische Stellen dieser juckenden Ekzeme sind neben dem behaarten Kopf die Augenlider, der Bereich hinter den Ohrmuscheln, die Ellen- und Kniebeugen und die Innenseiten der Handgelenke. Später kommt es zur Krustenbildung und zu einer Vergröberung der Hautstruktur (= Lichenifikation). Die Haut kann schließlich sehr trocken werden, und die Schweißbildung ist vermindert. Ein häufiges Problem sind Infektionen: Auf der empfindlichen, geröteten, offenen Haut können Bakterien und Viren heftige Entzündungen hervorrufen.

Der Verlauf der Erkrankung kann sehr unterschiedlich sein. Bei manchen Patienten tauchen nur vorübergehend kleine, oft nicht einmal störende Ekzemherde auf, die von selbst wieder verschwinden. Andere Patienten sind deutlich schwerer betroffen, manchmal ist der gesamte Körper befallen, und es treten erhebliche körperliche und psychische Beeinträchtigungen auf. Die Kinder können durch den ständigen Juckreiz nicht mehr schlafen, müssen viele Nahrungsmittel meiden und können durch die Verschlimmerung der Haut bei jedem „banalen" Virusinfekt sogar in ihrer Entwicklung zurückbleiben.

72. Wie sieht die konventionelle Therapie von Neurodermitis bei Kindern aus?

Im Vordergrund steht die lokale Behandlung der Haut. Beim akuten, nässenden Ekzem gilt das Prinzip „feucht auf feucht": Feuchte Umschläge, z. B. mit physiologischer Kochsalzlösung, werden auf die nässende Haut aufgebracht. Bäder – ggf. mit Zusätzen – können durchgeführt werden, anschließend wird mit verschiedenen Cremes oder Salben die trockene Haut eingefettet. Bei starker Entzündung und ausgeprägtem Juckreiz werden antientzündliche Cremes aufgetragen, in erster Linie kortisonhaltige Präparate (Glukokortikoide). Bei bakteriell infizierten Ekzemen werden entzündungshemmende und antibakteriell wirksame Substanzen empfohlen.

Bei weniger akuten oder chronischen Ekzemen, bei denen die akute und nässende Entzündung in den Hintergrund tritt und die Haut recht trocken werden kann, können spezielle Cremes und Salben verwendet werden, z. B. Schieferöle, Zinkpasten, Harnstoff- oder Gerbstoffsalben. Auch Bäder mit rückfettenden Ölzusätzen werden angewendet. Gegen den Juckreiz werden häufig zusätzlich Antihistaminika zum Einnehmen verordnet.

73. Was hat die Naturheilkunde bei Neurodermitis anzubieten?

Sehr häufig ist zu beobachten, dass die konventionelle Therapie zunächst zu einer deutlichen Besserung führt – vor allem durch die starke Wirksamkeit von Kortisonpräparaten –, es dann aber immer wieder zu Rückfällen kommt. Die Entzündung der Haut kann für einige Zeit unterdrückt werden, die Grundproblematik kehrt aber immer wieder.

Die Erfahrung vieler Ärztinnen und Ärzte zeigt, dass durchaus auch ohne kortisonhaltige Präparate effektiv behandelt werden kann. Sehr einfach anzuwendende Maßnahmen beim akuten, nässenden Ekzem sind Umschläge und Bäder mit verdünntem Zinnkrauttee (aus Equisetum arvense, Schachtelhalm oder Zinnkraut, in jeder Apotheke erhältlich). Alternativ kann auch Schwarzer Tee oder Salbeitee verwendet werden. Diese Tees wirken austrocknend, juckreizstillend und entzündungshemmend, aber auch abschwellend und heilungsfördernd. Bei einzelnen Ekzemherden genügt es, die Stellen mit Tee regelmäßig abzutupfen.

Ebenso wirksam sind auch gerbstoffhaltige Präparate, wie sie z.B. bei Windpocken verwendet werden (Tannosynt®). Bei dieser Behandlung muss man allerdings in Kauf nehmen, dass die Haut nicht gleich erscheinungsfrei, sondern zunächst noch trocken oder schuppig werden kann. Mit Lotionen oder fetthaltigen Cremes und Salben sollte aber noch bis zum Abklingen der akuten Rötung und Entzündung abgewartet werden.

Dies ist ein häufiger Fehler: Wenn rote, nässende, entzündete Haut eingefettet wird, bildet sich ein dichter Film über der Entzündung. Die Situation wird eher verschlimmert und der Entzündungsprozess aufrechterhalten!

Bei weniger akutem und chronischem Ekzem können – je nach Hautbeschaffenheit – verschiedene Lotionen, Cremes oder Salben verwendet werden. Es genügen häufig einfache Rezepturen mit Bestandteilen wie Tonerde, Talcum, Glycerin der Vaseline. Bei weniger akuten Ekzemen können auch Bäder durchgeführt werden, z.B. mit Zusätzen aus pflanzlichen Ölen oder Salz.

Eine weitere Behandlungsmöglichkeit aus der Volksmedizin ist die Therapie mit Eigenurin. Vor allem bei rissigen Hautpartien, die schlecht zuheilen (z.B. hinter den Ohren oder an den Ohrläppchen), werden sehr gute Ergebnisse durch das Betupfen mit frischem Morgenurin berichtet.

Wer die Literatur durchsieht oder sich im Internet informiert, stößt auf eine Unzahl weiterer alternativer Heilverfahren, die Linderung oder Heilung der Neurodermitis versprechen. Dies reicht von der Einnahme pflanzlicher Medikamente oder Tees (z.B. Nachtkerzenöl, Stiefmütterchentee, Walnusstee u.a.) über bestimmte Eigenbluttherapieverfahren, Symbioselenkung, Ayurveda, Traditionelle Chinesische Medizin, Akupunktur und Bachblütentherapie bis hin zur Kinesiologie und Bioresonanztherapie. Betroffene machen hiermit ganz unterschiedliche Erfahrungen. Wichtig ist eine seriöse Ausbildung des Therapeuten. Gewarnt werden muss an dieser Stelle vor Therapien, die kostspielig sind, bei denen aber nur wenige Erfahrungen und meist keine wissenschaftlichen Hinweise für die Wirksamkeit bei Neurodermitis vorliegen.

74. Kann die Homöopathie bei Neurodermitis helfen?

Die Homöopathie hat einiges anzubieten. Es gibt die Möglichkeit, die Therapie mit einem Arzneimittel in tiefer Potenz (z.B. D6, C6), das einen besonderen Bezug zur Haut und zum Ekzem hat, zu beginnen. Hierzu gehören z.B. Viola tricolor (Stiefmütterchen), Antimonium crudum (Schwefelantimon), Mezereum (Seidelbast) oder Petroleum (Steinöl).

Meist zielführender ist eine so genannte „konstitutionelle" Behandlung, bei der nach einem ausführlichen Anamnesegespräch mit einem homöopathischen Arzt ein auf die gesamte Symptomatik des Patienten passendes Arzneimittel ausgewählt wird, das dann als Hochpotenz (z.B. C200) oder als Q-Potenz verabreicht wird. Häufig angewendete Arzneien sind beispielsweise die Calcium-Salze (allen voran Calcium carbonicum Hahnemanni, der Austernschalenkalk),

aber auch andere Homöopathika wie Silicea (Kieselsäure), Lycopo-
dium (Bärlapp), Graphites (Reißblei), Phosphor und Pulsatilla (Kü-
chenschelle). In der homöopathischen Literatur werden immer wieder
Heilungen beschrieben, bei denen der Patient nach ein oder zwei Ein-
zelgaben beschwerdefrei war und blieb!

Es muss jedoch vor einer allgemeinen Euphorie gewarnt werden: Es
mag wohl einzelne, derart günstig verlaufende Behandlungen geben,
in der Regel ist aber auch unter einer homöopathischen Therapie
meist ein längerer Weg zu gehen. Wichtig ist die kompetente Betreuung durch einen in der Behandlung von Hautkrankheiten erfahrenen
Homöopathen.

75. Wie wichtig ist eine Ernährungsveränderung bei dieser Erkrankung?

Eine wesentliche Rolle bei der Behandlung des atopischen Ekzems
spielt die Ernährungsberatung. Im Idealfall findet diese Betreuung
durch ausgebildete Ernährungsberater statt. Zunächst muss geklärt
werden, welche Einflüsse bestimmte Nahrungsmittel auf die Verschlechterung der Haut haben.

Wenn es zwar Anhaltspunkte gibt, aber keine konkreten Nahrungsmittel als Auslöser bekannt sind, kann zunächst eine „Suchdiät"
durchgeführt werden. Dabei wird im Anschluss an eine Basisdiät mit
„unverdächtigen" Nahrungsmitteln in zwei- bis dreitägigem Wechsel
jeweils ein neues, „verdächtiges" Nahrungsmittel in den Ernährungs-
plan aufgenommen. Treten deutliche Hautreaktionen auf, kann das
betreffende Nahrungsmittel dann gezielt gemieden werden. Allein
unter einer solchen Eliminations- (= Auslass-) Diät können Betroffene
gelegentlich völlig beschwerdefrei werden. Allerdings wird die Diät
umso schwieriger, je mehr Nahrungsmittel Probleme bereiten.

Bei Kindern, die gleichzeitig z.B. auf Milch, Milchprodukte, Eier, bestimmte Gemüse und Obstsorten reagieren, muss im Extremfall eine „Rotationsdiät" durchgeführt werden, d.h., alle Nahrungsmittel werden nach einem Plan laufend abgewechselt, um die Reaktionen auf das jeweilige Allergen möglichst gering zu halten.

Sehr wichtig ist es, dass unter jeder Diät auf eine ausreichende Zufuhr von Mineralien, Vitaminen und Spurenelementen geachtet wird. Im Säuglingsalter, aber auch später, muss bei milchfreier Diät auf eine ausreichende Kalziumversorgung (z.B. Kalziumtabletten) geachtet werden, damit keine Wachstumsstörungen auftreten.

76. Mein Sohn kratzt sich immerzu wegen des furchtbaren Juckreizes. Ich kann kaum zuschauen – was kann ich tun?

Ein weiteres, festes Standbein der Neurodermitisbehandlung ist die Verhaltenstherapie durch speziell für Säuglinge, Klein- und Schulkinder geschulte Therapeuten. Im Vordergrund steht zunächst der Umgang mit dem quälenden Juckreiz. Es kann ein Teufelskreis entstehen, bei dem das Kind umso mehr Zuwendung bekommt, je mehr es sich kratzt – und dadurch den Zustand der Haut noch mehr verschlechtert. Hier gilt es, Eltern konkrete und praktische Anleitungen zu geben, um dieses Kratzverhalten zu unterbrechen.

Bei größeren Kindern können konkrete Pflegetipps zum Eincremen der Haut, eine Anleitung zum Waschen und Baden, aber auch Rollenspiele helfen. Durch das Spiel lernen die Kinder, die eigene Situation als „Neurodermitiker" im Umgang mit anderen, gesunden Kindern besser zu bewältigen.

Manchmal kann es sinnvoll sein, die schlimmsten Phasen mit Hilfe von Baumwollfäustlingen, die z.B. nachts angezogen werden können, zu überbrücken. Das verhindert schlimmes Aufkratzen mit den Fingernägeln. Es gibt sogar ganze „Neurodermitiker-Anzüge" im Fachhandel, die das starke Aufkratzen verhindern sollen.

Heuschnupfen

77. Woran erkenne ich, dass mein Kind unter Heuschnupfen leidet?

Statistisch betrachtet ist etwa jeder vierte Mensch in Mitteleuropa im Laufe seines Lebens von Heuschnupfen betroffen. Die Patienten werden immer jünger, zunehmend häufig werden schon drei- bis vierjährige Kinder mit Heuschnupfensymptomen in der kinderärztlichen Praxis vorgestellt. Lediglich vor dem 2. Lebensjahr kommt der Heuschnupfen praktisch nicht vor. Heuschnupfen – auch als Pollinosis oder „allergische Rhinokonjunktivitis" bezeichnet – tritt als Folge einer Allergie auf Pollen auf. Man erkennt ihn an folgenden Symptomen:

- Niesen
- Juckreiz (Nase, Augen, Gaumen)
- Sekretion (laufende Nase, tränende Augen)
- Obstruktion (verstopfte Nase)

Viele Patienten haben gleichzeitig weitere Beschwerden: Die häufigsten sind Nasennebenhöhlenentzündung, Asthma, Neurodermitis, Nahrungsmittelallergien, verminderte Leistungsfähigkeit, Schlafstörungen u. a.

Die Mehrzahl der Heuschnupfenpatienten hat ihre Beschwerden im Frühjahr und Sommer, seltener im Winter. Ein Blick auf den aktuellen Pollenflugkalender zeigt aber auch, dass mittlerweile die Pollen fast das ganze Jahr durch die Luft fliegen. Eine kleine Lücke ist nur noch Anfang Dezember geblieben. Nun kommt es natürlich sehr darauf an, wann und durch welche Pollen eine Allergie entsteht: Bei den typischen Frühblühern (z. B. Hasel, Erle) ist der Gipfel der Beschwerden bereits im März, bei einer Gräserallergie erst Mitte Mai bis in den

August hinein festzustellen. Viele Patienten haben mehrere Allergien gleichzeitig und eine dementsprechend ausgedehnte Heuschnupfen-periode.

Pollenflugkalender

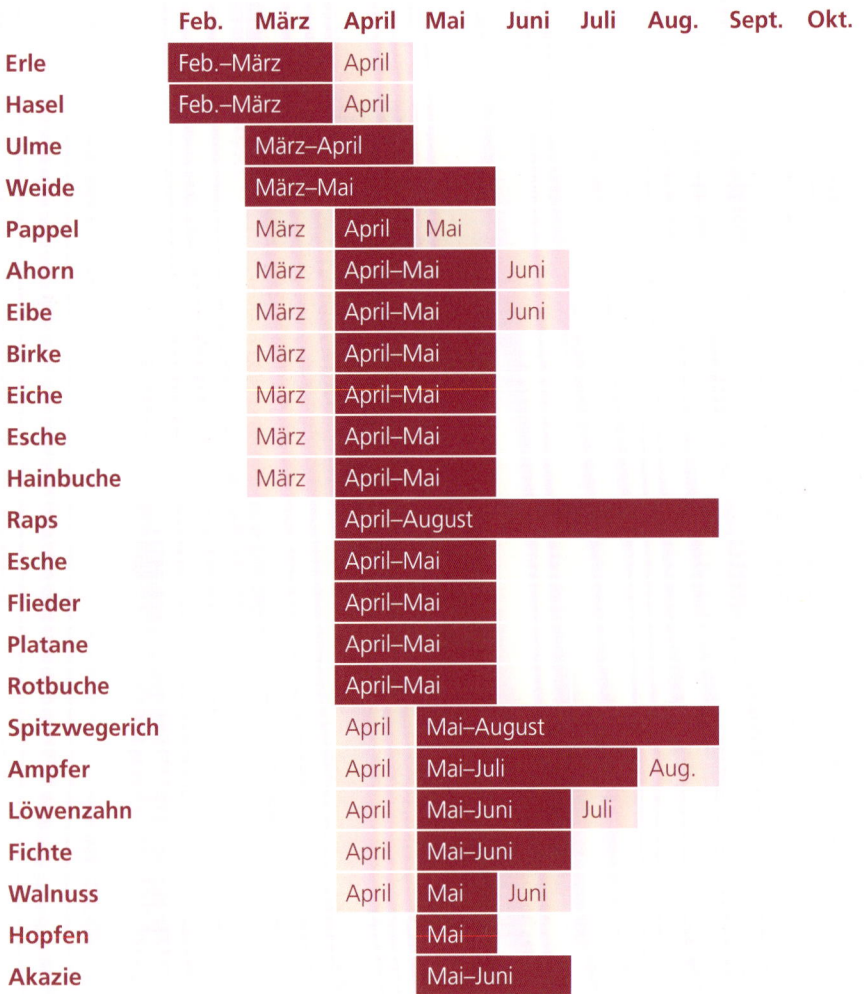

	Feb.	März	April	Mai	Juni	Juli	Aug.	Sept.	Okt.
Erle	Feb.–März		April						
Hasel	Feb.–März		April						
Ulme		März–April							
Weide		März–Mai							
Pappel		März	April	Mai					
Ahorn		März	April–Mai		Juni				
Eibe		März	April–Mai		Juni				
Birke		März	April–Mai						
Eiche		März	April–Mai						
Esche		März	April–Mai						
Hainbuche		März	April–Mai						
Raps			April–August						
Esche			April–Mai						
Flieder			April–Mai						
Platane			April–Mai						
Rotbuche			April–Mai						
Spitzwegerich			April	Mai–August					
Ampfer			April	Mai–Juli			Aug.		
Löwenzahn			April	Mai–Juni		Juli			
Fichte			April	Mai–Juni					
Walnuss			April	Mai	Juni				
Hopfen				Mai					
Akazie				Mai–Juni					

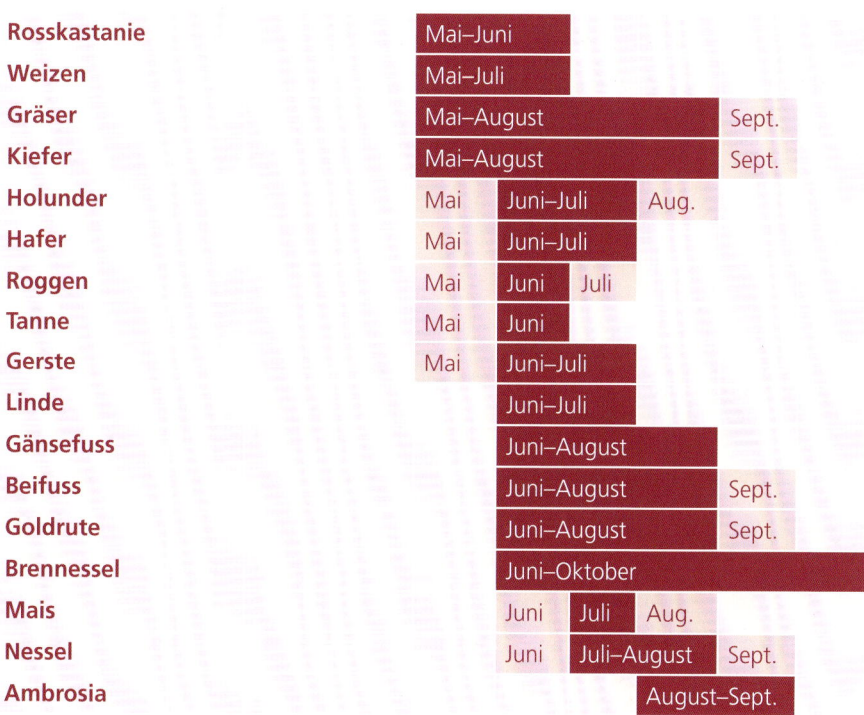

Rosskastanie	Mai–Juni		
Weizen	Mai–Juli		
Gräser	Mai–August	Sept.	
Kiefer	Mai–August	Sept.	
Holunder	Mai	Juni–Juli	Aug.
Hafer	Mai	Juni–Juli	
Roggen	Mai	Juni	Juli
Tanne	Mai	Juni	
Gerste	Mai	Juni–Juli	
Linde		Juni–Juli	
Gänsefuss		Juni–August	
Beifuss		Juni–August	Sept.
Goldrute		Juni–August	Sept.
Brennessel		Juni–Oktober	
Mais		Juni	Juli	Aug.
Nessel		Juni	Juli–August	Sept.
Ambrosia		August–Sept.	

■ Hauptblütezeit
■ Vor-/Nachblütezeit
(modifiziert nach www.pollenflug.de)

78. Was kann der Arzt bei Verdacht auf Heuschnupfen untersuchen?

Besonders bei kleinen Kindern, die ihre Beschwerden noch nicht gut in Worte fassen können, ist die Diagnosestellung oft nicht einfach: Die Beschwerden können beispielsweise mit vermehrtem Tränen der Augen und etwas geröteten Lidrändern beginnen. Die Abgrenzung von einer nicht allergisch bedingten Bindehautentzündung – ausgelöst beispielsweise durch Viren –, fällt dann nicht leicht. Erst der weitere, meist hartnäckigere Verlauf lässt an Heuschnupfen denken. Zur weiteren Untersuchung mit genauer Bestimmung der auslösenden Pollen (Allergene) eignen sich folgende Verfahren:

- Beim **Prick-Test** werden auf der Haut – typischerweise auf dem Unterarm – Extrakte der jeweiligen Allergene mit einer winzigen Nadel in die Haut geritzt. Anschließend werden die Hautreaktion beurteilt und die Größe der Quaddel (= brennnesselartige, juckende Rötung) gemessen.

- Beim **RAST-Test** muss Blut abgenommen und im Labor untersucht werden. Bei den meisten Tests erhält man als Ergebnis eine Zahl zwischen 0 und 6. Dabei bedeutet 0: wahrscheinlich keine Allergie; 6: sehr wahrscheinlich starke Allergie. „Birke RAST-Klasse 5" bedeutet somit, dass der Patient recht wahrscheinlich auch im Alltag deutlich auf Birkenpollen reagiert und unter entsprechenden Heuschnupfensymptomen leidet.

Prick- und RAST-Test haben annähernd dieselbe Aussagekraft. Bei sehr kleinen Kindern wird der Prick-Test unter Umständen schlecht toleriert, eine einmalige Blutabnahme für den RAST-Test ist dann einfacher durchzuführen. Wenn die Symptomatik ohnehin klar ist (z. B. akut einsetzende Niesattacken bei Beginn der Birkenblüte), kann man auf eine Testung auch verzichten. Allerdings können bei einer Testung eventuell weitere Allergien aufgedeckt werden, an die man gar nicht gedacht hatte (z. B. Hausstaubmilben).

79. Welche allgemeinen Behandlungsmöglichkeiten gibt es bei Heuschnupfen?

Die konventionelle Behandlung des Heuschnupfens beruht im Wesentlichen auf folgenden Prinzipien:

- **Meidung der Allergene**, z. B. nicht ins Freie gehen, wenn der Pollenflug besonders stark ist.
- **Symptombekämpfung** im Sinne einer Linderung der lästigen Beschwerden wie Juckreiz, Niesen, Fließschnupfen usw. Hierbei werden antiallergische Augen- und Nasentropfen eingesetzt (Beispiele für Wirkstoffe: DNCG, Antihistaminika, Kortison) oder Tabletten eingenommen (meist Antihistaminika). Mit diesen Mitteln kann immerhin eine Linderung erreicht werden, selten allerdings völlige Beschwerdefreiheit. Viele Patienten klagen zudem über Nebenwirkungen (z. B. starke Müdigkeit durch Antihistaminika). Außerdem müssen die Medikamente in der Regel während der gesamten Heuschnupfenperiode eingenommen werden.
- Eine ursächliche Behandlung versucht man mit der so genannten **Hyposensibilisierung** (auch: Desensibilisierung) durchzuführen: Hierbei muss sich der Patient Pollenextrakte in niedrigen Konzentrationen spritzen lassen (SCIT = Subkutane Immuntherapie). Eine neuere Möglichkeit besteht in der Einnahme von Tabletten oder Tropfen, die Pollenextrakte enthalten (SLIT = Sublinguale Immuntherapie). Diese Variante der Hyposensibilisierung ist für das Kindesalter bisher noch unzureichend untersucht, sie wird in den kommenden Jahren aber mit Sicherheit weiter forciert werden, da man sich das lästige Spritzen sparen will.

Eine Hyposensibilisierung ist langwierig, dauert bis zu drei Jahre und muss wegen möglicher allergischer Reaktionen unter genauer ärztlicher Beobachtung erfolgen. Bei bestimmten, einzelnen Allergien (z. B. Bienengift) ist sie sehr sinnvoll, bei einem größeren Spektrum (Gräser, Frühblüher, Getreide usw.) oftmals nicht zielführend.

Nach aktuellen Umfragen verwenden 88 Prozent der Betroffenen Medikamente (Antihistaminika, Nasensprays, Augentropfen). Die sozioökonomischen Kosten in Deutschland sollen etwa 240 Millionen Euro pro Jahr betragen! Allein diese Tatsache wäre schon ein Grund, sich verstärkt naturheilkundlichen und homöopathischen Therapien zuzuwenden.

80. Welche homöopathischen Mittel können bei Heuschnupfen angewendet werden?

Die homöopathische Behandlung des Heuschnupfens ist wirksam, nebenwirkungsfrei, kostengünstig und relativ einfach durchzuführen. Darüber hinaus zählt der Heuschnupfen zu den wissenschaftlich in der Homöopathie am besten untersuchten Erkrankungen: Mit Unterstützung der Carstens-Stiftung konnte Dr. Markus Wiesenauer in insgesamt elf wissenschaftlichen Studien an über 1000 Patienten die Wirksamkeit des homöopathischen Mittels Galphimia glauca nachweisen.

Galphimia glauca ist eine in Mexiko beheimatete, gelb blühende Pflanze, die in homöopathischer Dosierung zur deutlichen Besserung von Symptomen wie Schnupfen, Niesen, Augenjucken usw. führt.

Einnahmebeispiel für Galphimia glauca: D6, 3 x tgl. 3–5 Globuli in der Heuschnupfenzeit; auch eine vorbeugende Behandlung im Frühjahr kann versucht werden.

Neben Galphimia gibt es zahlreiche weitere homöopathische Arzneien, die anhand ihrer individuellen Symptomatik passend zu den

Beschwerden des Patienten ausgewählt werden. Speziell für homöo-pathische Therapeuten entwickelt wurde das praxisorientierte Hand-buch Dahler J, Teut M, Lucae C: Homöopathie bei Heuschnupfen. Stuttgart: Hippokrates 2009.

Beispiele für homöopathische Arzneimittel bei Heuschnupfen:

Euphrasia officinalis: Brennen in den Augen, wundmachende Tränen, Konjunktivitis (Bindehautentzündung), Lichtscheu, Schnupfen mit viel Niesen, mildes Sekret aus der Nase

Allium cepa: Wässriges Sekret (Fließschnupfen), wundmachender Schnupfen, Oberlippe entzündet, Augentränen mild, viel Niesen

Nux vomica: Starkes Niesen, zugluftempfindlich, heftiger Schnup-fen, morgens beim Aufstehen, tagsüber Fließschnup-fen, nachts verstopfte Nase, verstopfte Nase fängt im warmen Zimmer an zu laufen, was erleichtert, unge-duldig, neigt zu Zorn

Arsenicum album: Brennender, wässriger Schnupfen, tropft ständig aus der Nase, wunde Stellen in der Nase und an den Lip-pen, Brennen in Nase, Augen und Hals, besser in war-men Räumen, schlimmer beim Einatmen kalter Luft

Buchtipp

Annette Kerckhoff, Markus Wiesenauer: Heuschnupfen – Vorbeugung und Selbsthilfe. 2. Auflage. Essen: KVC 2016.

Michael Teut, Jörn Dahler, Christoph Schnegg: Galphimia glauca: Die ho-möopathische Arzneimittelprüfung. Essen: KVC 2009.

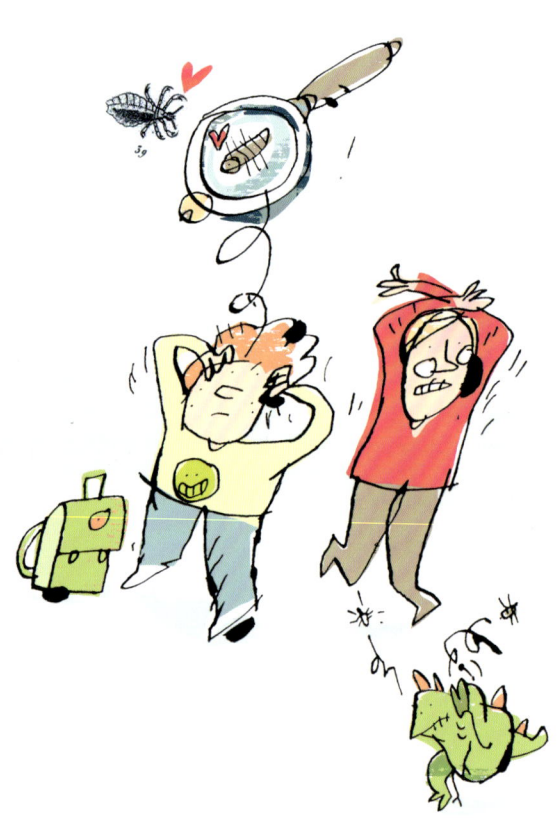

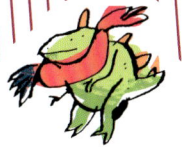

LÄUSEALARM – WAS KANN ICH TUN?

81. Wie erkenne ich Läuse?

Kopfläuse sind lästige kleine Tierchen, die von Mensch zu Mensch durch nahen Körperkontakt übertragen werden. Der Aufenthalt in Kindergärten und Schulen begünstigt die Übertragung, so dass zumeist Kinder unter Läusebefall leiden. Die Kopflaus heißt mit wissenschaftlichem Namen Pediculus capitis, daher liest man öfter den Begriff „Pedikulose" als medizinischen Fachausdruck für Läusebefall.

Läuse sind etwa 3 Millimeter lange Insekten, die man mit bloßem Auge erkennen kann. Sie können nur krabbeln, nicht aber springen wie beispielsweise Flöhe. Eine Übertragung von Mensch zu Mensch ist daher nur bei engem Kontakt möglich. Nur ganz selten werden Läuse von Gegenständen, an denen sie haften geblieben sind, übertragen.

Als Nissen werden die etwa 1 Millimeter großen Lauseier bezeichnet. Sie halten sich in der Nähe der Kopfhaut auf und sitzen meist fest am Haar. Im Gegensatz zu Kopfschuppen sind sie nicht leicht abstreifbar.

Nach 7 bis 10 Tagen schlüpfen aus den Nissen die Larven, die wiederum erneut nach 7 bis 10 Tagen Eier legen können. Die Nissen sind nicht ansteckend.

Läuse saugen alle 3 bis 4 Stunden Blut. Spätestens nach 36 Stunden ohne Blutmahlzeit sterben sie ab. Läuse sind zwar lästig, aber harmlos; in Mitteleuropa werden keine Krankheitserreger durch Läuse übertragen. Der starke Juckreiz wird durch den Speichel der Läuse verursacht.

Nach dem deutschen Infektionsschutzgesetz darf ein unbehandelter Patient keine Gemeinschaftseinrichtungen (z. B. Kindergarten, Schule) besuchen. Der Kopflausbefall eines Kindes muss von den Eltern gemeldet werden. Am Tag nach der Behandlung dürfen Kinder wieder in den Kindergarten gehen. Um einem weiteren Kopflausbefall vorzubeugen, können die Haare regelmäßig mit dem Nissenkamm gekämmt werden.

82. Was kann ich gegen Läuse tun?

Basismaßnahme zur Bekämpfung von Kopfläusen ist das regelmäßige Kämmen mit einem speziellen Nissenkamm: Dabei werden die Haare vor dem Kämmen mit Essigwasser, Kokosöl, Haarspülung oder einem speziellen Nissen-Gel vorbehandelt, um die klebrigen Nissen zu lösen. Alternativ kann in Wasser gelöstes Natronpulver (z. B. Kaiser® Natron) als „Auskämmhilfe" verwendet werden. Anschließend müssen die nassen Haare mit dem Nissenkamm Strähne für Strähne gründlich durchgekämmt werden. Läuse und Nissen bleiben so im Kamm hängen. Beim Kämmen muss darauf geachtet werden, dass die Spitzen des Kammes die Kopfhaut berühren und mit leichtem Druck an der Kopfhaut entlang geführt werden. Die Größe des Nissenkamms ist genormt: der Abstand der Zinken sollte 0,2–0,3 Millimeter betragen.

Die Deutsche Pediculosis Gesellschaft e. V. bietet ein „Bug Buster Kit" an, das Spüllösung und Kamm enthält (www.pediculosis-gesellschaft.de).

Schon das Kämmen allein ist sehr wirksam: Einer aktuellen Untersuchung zufolge sind allein durch tägliches Kämmen über 2 Wochen hinweg über 50 Prozent der Patienten läusefrei.

Als wirksame und nebenwirkungsarme Mittel gegen Läuse stehen Produkte mit dem Wirkstoff Dimeticon (z. B. Jacutin® Pedicul Fluid, NYDA®) zur Verfügung. Sie hüllen die Läuse ein, wodurch sie ersticken und absterben. Die Substanz ist für den Patienten nicht giftig, die Anwendung ist daher auch bei Kleinkindern und Schwangeren möglich. Die Haare sollten vollständig benetzt werden; anschließend lässt man das Mittel 10 Minuten einwirken, wäscht und kämmt die Haare gründlich durch. Eine Wiederholung der Anwendung ist nach 8 bis 10 Tagen zu empfehlen.

Wichtiger Tipp: Während der Einwirkzeit die Haare nicht mit einem Frotteetuch einhüllen, damit der Wirkstoff nicht vom Tuch aufgesaugt wird.

Wenn ein wiederholter Läusebefall auftritt und die bisherigen Maßnahmen nicht erfolgreich waren, können auch Insektizide eingesetzt werden. Wirkstoff der ersten Wahl ist derzeit Permethrin (z. B. Infecto-Pedicul®). Die Einwirkzeit sollte 30 bis 45 Minuten betragen, anschließend dürfen die Haare 3 Tage lang nicht mit Shampoo gewaschen, sondern nur regelmäßig gekämmt werden.

Nachteile der chemischen Behandlung sind mögliche Nebenwirkungen; wegen ihrer Giftigkeit dürfen chemische Mittel bei Schwangeren und Kindern unter 2 Jahren nur mit großer Vorsicht angewendet werden. Außerdem werden Kopfläuse zunehmend resistent gegen die verwendeten Insektizide. Bei der Behandlung mit einem Insektizid sollte die Kinderärztin oder der Kinderarzt um Rat gefragt werden. **Wichtig:** Andere Wirkstoffe wie z. B. Lindan (Hexachlorcyclohexan) oder Pyrethrum-Extrakte sollten wegen ihrer Giftigkeit nicht mehr verwendet werden!

Weitere empfehlenswerte Vorsichtsmaßnahmen

- Bettwäsche und Schlafanzüge bei 60 °C waschen (einmal genügt!).
- Kuscheltiere in Plastiktüte stecken und 7 Tage abwarten (alternativ: 24 Stunden bei -20 °C einfrieren).
- Kämme und Bürsten für 30 Sekunden in mindestens 60 °C heißes Wasser tauchen.
- Möbel, Teppiche, Autositze usw. gründlich absaugen.
- Desinfektionsmittel sind nicht notwendig!

Notfallapotheke

83. Was gehört in die Notfall- und Reiseapotheke für unterwegs?

Natürlich kommt es drauf an, wohin die Reise geht: Handelt es sich um einen kleinen Tagesausflug oder eine längere Reise? Während es bei kleinen Ausflügen genügt, Sonnenschutz und Verbandsmittel mitzunehmen, sollte bei längeren Reise eine kleine Reiseapotheke mitgeführt werden. Folgende Zusammensetzung ist bewährt:

Allgemeine Reiseapotheke

- Sonnencreme
- Insektenschutz (Repellant)
- Pflaster
- Mullbinden
- Hautdesinfektionsmittel
- Schere
- Pinzette/Zeckenzange
- Fieberthermometer
- Nasenspray (Flugreisen)
- ORL (orale Rehydratationslösung)
- Schmerzmittel (z. B. Ibuprofen)
- Wundsalbe
- ggf. Dauermedikamente (z. B. Asthmaspray)

Einen Vorschlag für eine **homöopathische Reiseapotheke** finden Sie hier:

Homöopathische Arzneien für die Reise

Arnica	Verletzung, Quetschung, Prellung, Gehirnerschütterung, Muskelkater	3 x tgl. 3 Globuli D12
Ledum	Mückenstiche, Zeckenbisse, Stichwunden, Schnittwunden, Hundebiss	3 x tgl. 3 Globuli D12
Apis	Insektenstiche mit starker Schwellung, Nesselsucht, Blasenentzündung mit stechenden Schmerzen	3–5 x tgl. 3 Globuli D6
Aconitum	Plötzlich einsetzendes Fieber, Unruhe, Herzklopfen, Anfangsstadium einer Erkältung, Folgen von Schreck und Schock	3 Globuli D30 bei Bedarf
Belladonna	Sonnenstich, plötzliches Fieber, hochroter und heißer Kopf, gerötete Haut	3–5 x tgl. 3 Globuli D30
Dulcamara	Unterkühlung, Durchnässung, Blasenentzündung, Beschwerden nach Sitzen auf kalten Steinen	3 x tgl. 3 Globuli D12
Euphrasia	Bindehautentzündung, Brennen und Jucken in den Augen, Heuschnupfen, milder Schnupfen	3–5 x tgl. 3 Globuli D12
Cantharis	Akute Verbrennungen, Sonnenbrand mit Blasenbildung, Blasenentzündung mit brennenden Schmerzen	3 x tgl. 3 Globuli D12
Tabacum	Reiseübelkeit, Schwindel, Erbrechen, Schwäche und kalter Schweiß	3 Globuli D12 bei Bedarf
Okoubaka	Vorbeugend gegen Magen-Darminfektionen bei Reisen in südliche Länder, akute Magen-Darminfekte mit Durchfall, Nahrungsmittelallergien	3 x tgl. 3 Globuli D6
Arsenicum album	Wässriger Durchfall, Erbrechen unmittelbar nach Essen und Trinken, ängstlich, unruhig und erschöpft, Heuschnupfen, brennender Fließschnupfen	3 x tgl. 3 Globuli D12
Nux vomica	Verdorbener Magen mit Übelkeit, Oberbauchschmerzen nach übermäßigem Essen, nach zu viel Fast Food oder Cola, schlecht gelaunt, reizbar und ungeduldig	3 x tgl. 3 Globuli D12

Sonnenstich und Sonnenschutz

84. Wie erkenne ich einen Sonnenstich?

Bei einem Badeausflug oder Picknick im Freien sollte man unbedingt Sonnenschutzmittel, eine Kopfbedeckung und eine Sonnenbrille dabeihaben. Außerdem sollten die Getränke nicht ausgehen. Stets zu empfehlen ist klares Wasser! Wenn die Kinder von Anfang an mit süßen Fruchtsäften verwöhnt worden sind, mögen sie oft klares, sauberes Wasser nicht mehr. Hier kann man sich behelfen, indem man einen Spritzer Zitronensaft dazugibt oder stark verdünnte Saftschorlen zu trinken gibt. Die Getränke sollten nicht zu kalt sein. Limonaden und stark kohlensäurehaltige Getränke sind nicht geeignet. **Vorsicht:** Schnell ist eine Wespe in die Flasche geflogen und wird beim Trinken nicht bemerkt. Deshalb sollten Flaschen immer gut verschlossen werden.

Wer sich zu lange in der prallen Sonne aufgehalten und darüber hinaus zu wenig getrunken hat, läuft Gefahr, einen Sonnenstich zu erleiden. Dies passiert oft dann, wenn gleichzeitig eine frische Brise weht – z. B. bei Bootsfahrten – und man die Hitze subjektiv gar nicht so gespürt hat. Es kommt zu plötzlichen, heftigen Kopfschmerzen, Schwindel, Brechreiz, beschleunigter Atmung und schnellem Puls. Der Zustand kann schließlich bedrohlich werden und zu Krampfanfällen und Bewusstlosigkeit führen. Dies ist ein **medizinischer Notfall,** es sollte umgehend ein Arzt gerufen werden, bei bedrohlichem Zustand die Notrufnummer 112 wählen! Bei „milderem" Verlauf genügt es, rasch den Schatten aufzusuchen, ausreichend zu trinken und kühle Umschläge zu machen.

85. Wann ist Sonnenschutz sinnvoll und wie sieht wirksamer Sonnenschutz aus?

Bekanntlich ist ein Sonnenbrand nicht nur sehr unangenehm, sondern erhöht mit jedem Auftreten auch das Risiko für Hautkrebs. Zunächst ein paar interessante Fakten: Je höher die Sonne steht bzw. je steiler die Sonnenstrahlen auftreffen, desto stärker ist die UV-Strahlung. Beim Sonnenbad trifft nämlich nicht nur Wärme auf die Haut, sondern auch gefährliche „ultraviolette Strahlung" (kurz UV-Strahlung). Diese natürlich vorkommende Strahlung ist energiereicher und kurzwelliger als das sichtbare Licht – und kann die Körperhülle schädigen. Die höchste Belastung an UV-Strahlung liegt zwischen 11 bis 13 Uhr mittags. Nachmittags nimmt in unseren Breiten die Intensität der Sonnenstrahlung wieder etwas ab, in südlicheren Ländern bleibt sie länger.

Wichtig: Auch bei Bewölkung dringen immer noch bis zu 90 % UV-Strahlung durch. Von Schnee (Skiurlaub!) und Sand (Strandurlaub!) werden die Strahlen stark reflektiert. Wer im Wasser schwimmt, den erreichen in 1 Meter Tiefe immer noch 50 Prozent der UV-Strahlung. Wer sich im Schatten (z.B. unter dem Dach) aufhält, reduziert die UV-Exposition auf 50 Prozent, im Haus auf 80 bis 90 Prozent. Fazit: Sonnenschutz ist immer wichtig – und ganz besonders für Kinder!

Bereits die Kleidung kann eine wichtige Rolle spielen. Bei sehr empfindlicher Haut sollten Sie Ihrem Kind T-Shirts mit langen Ärmeln anziehen. Mit leichter Baumwollbekleidung können Sie einen UV-Schutzfaktor von 10 erreichen, spezielle UV-Schutzkleidung bietet einen UV-Schutz von 20 bis zu 80.

Oft vergessen, aber genauso wichtig wie die passende Bekleidung sind Kopfbedeckung und Sonnenbrille. Schirmmützen und breitkrempige Hüte dienen zum einen dem Schutz des Auges vor der von oben einstrahlenden Helligkeit und zum anderen dem Schutz der Kopfoberfläche vor Aufheizung durch direkte Sonneneinstrahlung.

Bei Sonnenbrillen sollten Sie auf den UV-Filter achten. Zu dunkel sollten die Gläser aber auch nicht sein, denn dann werden die Pupillen weit, und viel Sonnenlicht kommt ins Auge. Modische Sonnenbrillen haben oft keinen wirklichen UV-Schutz.

Sonnencremes sind wichtig, bedeuten aber nicht, dass man unendlich lange in der Sonne bleiben darf. Hier gibt es eine einfache Formel, um die maximale Verweildauer grob abzuschätzen: Lichtschutzfaktor x Eigenschutzzeit = maximale Verweildauer in der Sonne. Beispiel: Sonnenschutzfaktor 8 x 15 Minuten (Eigenschutzzeit Hauttyp II) = 120 Minuten.

Zur Anwendung von Sonnencremes

- Bereits 30 Minuten vor Sonnenexposition auftragen.
- Wasserfeste Mittel beim Baden verwenden.
- Sonnencreme nur 1 x in 24 Stunden verwenden: Die Eigenschutzzeit ist „aufgebraucht", die Haut muss sich erst wieder regenerieren.
- Bei Kindern sollten physikalische (mineralische) UV-Filter bevorzugt werden (in der Apotheke nachfragen!).
- Bei Kindern sollte der Lichtschutzfaktor zwischen 25 und 30 liegen.
- Die Vitamin D-Bildung in der Haut wird bereits bei geringen Lichtschutzfaktoren unterdrückt: Ununterbrochenes Cremen mit hohem Faktor bei Säuglingen und Kleinkindern kann somit theoretisch zu einem Vitamin D-Mangel führen!

Sollte trotz aller Vorsichtsmaßnahmen ein Sonnenbrand auftreten, kann eine Joghurtauflage Linderung verschaffen. Sie wirkt kühlend, abschwellend und beruhigend auf die Haut.

\\\

Joghurtauflage

Joghurt aus dem Kühlschrank nehmen, dünnes Baumwolltuch mit Joghurt tränken, auf rote Stellen auflegen, nach spätestens 20 Minuten abnehmen. Vorsicht bei Allergie oder offenen Wunden. Alternativ: Buttermilch oder Quark.

\\

Bei einem schmerzenden Sonnenbrand mit starker Rötung und Blasenbildung sollten Sie einen Arzt aufsuchen. Unterstützend können folgende homöopathische Arzneien zum Einsatz kommen:

\\

Wichtige homöopathische Arzneimittel bei Sonnenbrand

Cantharis: Heftige, brennende Schmerzen; Blasenbildung

Apis: Hellrote Schwellung der Haut, Kühlen bessert; Kopfschmerzen, wenig Durst

Dosierungsbeispiel: D12, 3 x tgl. 3 Globuli, bei heftigen Schmerzen auch häufiger

Belladonna: Bei drohendem Sonnenstich; akute Rötung und Hitze, heißer Kopf; pulsierender Kopfschmerz, Benommenheit

Dosierungsbeispiel: D12 oder D30, 3 Globuli „verkleppern" und alle 30 Minuten einen Schluck davon trinken. Für das „Verkleppern" füllen Sie ein sauberes (von Spülmitteln freies) Glas zu einem Drittel mit sauberem Leitungswasser oder anderem sauberem Wasser (ohne Kohlensäure). Hier hinein geben Sie 3 Globuli des Arzneimittels und rühren mit einem Plastik- oder Hornlöffel, bis die Globuli aufgelöst sind.

\\

Schlafstörungen können je nach Altersgruppe ganz unterschiedliche Ursachen haben. Selbstverständlich muss zunächst geklärt werden, ob das Kind etwa unter Schmerzen leidet (z. B. einer akuten Mittelohrentzündung), Fieber hat oder gerade ein Zahn durchbricht. Bei länger anhaltenden Einschlafproblemen liegt meist keine unmittelbar erkennbare Ursache zugrunde, das Verhalten hat sich „eingespielt".

86. Wie bringe ich Kindern das Schlafen bei?

Bei kleinen Kindern in den ersten Lebensjahren, die permanent die Anwesenheit der Eltern schon beim Einschlafen einfordern, dabei heftig und zornig schreien und einfach nicht zur Ruhe kommen, hat sich beispielsweise das so genannte **„Checking"** sehr bewährt. Hiermit soll das **„selbstregulierte Einschlafen"** unterstützt werden:

Das Kind sollte ungeteilte Aufmerksamkeit erhalten und mit einem immer gleichen Ritual zu Bett gebracht werden; dabei können Einschlafhilfen wie Schnuller, Tuch oder ein kleines Stofftier helfen. Die Eltern verabschieden sich und versichern, später nochmals nachzusehen; sie verlassen den Raum, ein Türspalt bleibt aber offen, so dass etwas Licht und vertraute Stimmen noch ins Zimmer dringen können. Wenn das Kind anhaltend laut ruft, schreit oder weint (Müdigkeit, Protest usw.), die Anwesenheit der Eltern einfordert und damit die Grenzen austestet, sollte ein Elternteil zunächst ca. alle 5 Minuten ins Zimmer kommen. Dabei erhält das Kind Zuwendung und abermals die Versicherung, dass alles o.k. ist. Dabei sollte das Kind nicht aus dem Bett genommen werden und keine Fläschchen bzw. die Brust bekommen, sondern selbstregulierend (das bedeutet in diesem Zusammenhang: von alleine) wieder in den Schlaf finden. Ganz wichtig dabei sind die Gefühle der Eltern: Wärme, Fürsorge und Verlässlichkeit muss das Kind spüren können. Wenn die Eltern selbst nicht mit sich im Reinen sind und ambivalente Gefühle vermitteln (Liebe – Ablehnung, Zuwendung – Ärgerlichkeit, Sicherheit – Hilflosigkeit), wird das Kind nicht von selbst einschlafen. Die Botschaft an das Kind sollte sinngemäß lauten: „Du bist müde, du kannst ganz alleine einschlafen, das ist ganz normal so! Wenn es Probleme geben sollte, wird jederzeit jemand nach dir sehen."

Das „Checking" funktioniert nur, wenn es konsequent durchgehalten und eindeutig vermittelt wird. So gelingt meist schon nach wenigen Tagen ein erfolgreiches, selbstregulierendes Einschlafen. Sollte dies nicht auf Anhieb gelingen, so bleiben Sie dennoch geduldig: Das Kind muss erst lernen, auf die bislang zuverlässige Reaktion der Eltern mit Körperkontakt, Aufnehmen etc. zu verzichten und zu lernen, dass es, wohl wissend um die Nähe der Eltern, auch alleine einschlafen kann. Das gleiche Prinzip kann anschließend angewendet werden, wenn es zu nächtlichem Aufwachen kommt. Tagsüber muss die nachts – absichtlich – reduzierte Zuwendung ausreichend kompensiert werden. Das Kind muss immer das Gefühl haben, ausreichend berücksichtigt, geliebt zu werden und nicht etwa zur Last zu fallen, weil es nachts wieder so viel geschrien hat.

87. Was mache ich, wenn mein Kind nicht einschlafen kann?

Als Basismaßnahmen für einen gesunden Schlaf können einige allgemeine Regeln gelten:

- Regelmäßige Zeiten fürs Aufstehen, den Tagesschlaf und das Zubettgehen können eingeübt werden.
- Das Bett sollte nicht zum Spielen oder Essen benutzt werden, sondern zum Schlafen.

- Machen Sie aus dem Insbettschicken keine Straßmaßnahme. Das Bett sollte positiv besetzt sein und als Zufluchtsort taugen. Das Elternbett dagegen bleibt ein exklusiver Zufluchtsort.
- Gestalten Sie die Schlafumgebung Ihres Kindes angenehm und schlaffördernd: Vermeiden Sie z. B. am Bett helles Licht.
- Bewegungsreiches Spiel und körperliche Bewegung am Tag fördern einen gesunden Schlaf. Achten Sie auch auf genügend Ruhephasen am Tag.

Für die konkrete Einschlafsituation können Sie außerdem folgende Hinweise beachten:

- Etablieren Sie ein Ritual für das Zubettgehen, durch das Ihr Kind zur Ruhe kommt und sich aufs Schlafen einstimmen kann, also Zähneputzen, Geschichte vorlesen etc.
- 60 Minuten vor dem Schlafengehen bieten sich ruhige Aktivitäten an, außerdem sollte das Kind abends keine aufregenden CDs oder DVDs hören bzw. sehen.
- Wenn das Kind abends müde ist, sollte es umgehend ins eigene Bett gebracht werden.
- Außer von Stillkindern sollten kurz vor dem Zubettgehen nur leichte Mahlzeiten eingenommen werden.

88. Was mache ich, wenn es immer wieder aufwacht?

Wenn das Kind nicht durchschläft, kann dies zahlreiche Ursachen haben: Albträume, Ängste, Kummer, Einnässen und vieles mehr. Nicht nur die Nächte sind gestört und voller Unruhe, sondern auch tagsüber kommt es zu vielen Problemen wie Müdigkeit mit Konzentrationsstörungen im Schulunterricht, Leistungsminderung, erhöhter Infektanfälligkeit usw. Es gibt ein paar einfache Regeln, die für das Durchschlafen hilfreich sein können:

- Bringen Sie das Kind wach ins Bett und lassen es alleine einschlafen (Einschlafsituation so gestalten, dass sie der Aufwachsituation bei Nacht gleicht).
- Verzichten Sie bei nächtlichem Trösten, Wickeln oder Stillen auf helles Licht.
- Geben Sie dem Kind bei nächtlichem Erwachen (ab 6 Monate) nichts zu essen.
- Lassen Sie kein Fläschchen im Bett des Kindes.
- Geben Sie dem Kind die Möglichkeit, Selbstberuhigungsstrategien zu erlernen und warten Sie z. B. bei Quengeln zunächst ab.

Kopfschmerzen

89. Mein Kind kommt mit Kopfschmerzen aus der Schule. Was hat das zu bedeuten?

Während wiederkehrende oder chronische Kopfschmerzen im Kleinkindesalter noch selten auftreten, werden sie zu einem häufigen Beschwerdebild im Grundschul- und Jugendalter (ca. 10 % der Kinder, 20–25 % der Jugendlichen). Folgen sind viele Fehltage in der Schule, schlechtere Konzentration und Schulleistungen, Einnahme von Schmerzmitteln bis hin zu einer deutlich eingeschränkten Lebensqualität.

Was bei Kopfschmerzen von Kindern untersucht werden sollte, hängt davon ab, in welcher Situation, wie häufig, durch welche Auslöser und in welcher Art die Kopfschmerzen auftreten. Der behandelnde (Kinder-)Arzt wird zunächst eine genaue Befragung und körperliche Untersuchung vornehmen. Ob weitere Untersuchungen notwendig sind (z. B. Kernspintomografie u. a.), entscheidet der Arzt individuell.

Fast immer ist es angebracht, das Kind beim Augenarzt vorzustellen, da eine Fehlsichtigkeit, z. B. eine Hornhautverkrümmung, nicht selten Ursache für Kopfschmerzen vor allem im Schulalter sein kann.

Wenn die Beschwerden schwer einzuordnen sind, sollte ein Kopfschmerzprotokoll oder -tagebuch geführt werden. Eine Vorlage hierfür finden Sie z. B. unter www.delfin-kids.de/html/kopfschmerz-kalender.html. Mit Hilfe der Daten kann der Arzt mögliche Ursachen

131

und Auslöser für die Kopfschmerzen ausmachen. Auch zur Beurteilung des Therapieerfolgs für die weitere Behandlung ist ein Tagebuch sinnvoll.

Man unterscheidet zwischen Migräne mit oder ohne Aura (z. B. Sehstörungen, die der eigentlichen Kopfschmerzattacke vorausgehen), Spannungskopfschmerzen und weiteren, seltener auftretenden Kopfschmerzformen. Die Migräne ist bekannt für anfallsartig auftretende, klopfende, einseitige Kopfschmerzen, die auch von Übelkeit und Erbrechen begleitet werden können; manche typische Kennzeichen können im Kleinkindesalter fehlen, so dass die Abgrenzung zum Spannungskopfschmerz unter Umständen schwierig ist. Dieser nämlich ist gekennzeichnet durch oft drückende, eher diffuse Schmerzen, die nicht so plötzlich wie bei einer Migräne auftreten und mit Verspannungen der Halsmuskulatur einhergehen können.

90. Wie werden Kopfschmerzen behandelt?

Eine ganze Reihe von **Schmerzmitteln** stehen für die Therapie zur Verfügung: Neben „leichteren" Medikamenten wie Ibuprofen und Paracetamol gibt es eine Reihe von Migränemitteln, die die Anfälle abmildern können, allerdings oft mit Nebenwirkungen einhergehen. Bevor im Kindesalter regelmäßig Medikamente eingenommen werden, sollten aber möglichst alle nicht-medikamentösen, naturheilkundlichen und homöopathischen Möglichkeiten ausgeschöpft werden.

Zunächst einmal sollten die allgemein empfohlenen Verhaltensweisen wie regelmäßige Flüssigkeitszufuhr, genügend Bewegung bzw. Ausdauersport, ausreichend Schlaf, aber auch kontrollierte und begrenzte Fernseh- und Computerzeiten beachtet werden. Darüber hinaus gibt es mittlerweile spezielle Programme mit Verhaltenstherapie, Entspannungsverfahren und Biofeedback für Kinder, die unterstützend wirken und verhindern können, dass die Schmerzen chronisch werden.

Die **Ernährung** kann bei Kopfschmerzen im Kindesalter eine große Rolle spielen, denn bestimmte Nahrungsmittel können Kopfschmerzen auslösen. Folgende Lebensmittel bzw. Gerichte sollten demnach gemieden werden:

„Verbotene" Lebensmittel	Beispiele und Gerichte
Milch	Konventionelles Speiseeis, Früchtejoghurt, Fruchtzwerge, Kakao, Quark, Milchschnitten, Pfannkuchen mit Milch, Zwieback, Kuchen und Plätzchen mit Milch usw.
Streichfette	Margarine (enthält u. a. Milch, Farb- und Aromastoffe)
Schweinefleisch	Wurstwaren und Würstchen mit Schweinefleisch, Speck, Schnitzel usw.
Auszugsmehl („Weißmehl")	Konventionelles Bäckerbrot, verpacktes Brot aus dem Supermarkt, Weißbrot, Toastbrot, Graubrot, so genanntes „Körnerbrot" bzw. entsprechende Brötchen (konventionell)
Raffinade-Zucker (Haushaltszucker)	Alle konventionell hergestellten Zuckersachen bzw. Süßwaren, Nuss-Nougat-Creme, Schokolade
Süßstoffe	Alle künstlichen Süßstoffe (Saccharin, Cyclamat, Aspartam, Acesulfam, Lactitol), Fruchtzucker, Traubenzucker
Limonaden, Fruchtsaftgetränke	Z. B. Cola-Getränke, Zitronenlimonaden, Fruchtsäfte (wenn sie nicht selbst hergestellt wurden)
Obst	Orangen, Mandarinen, Dosenobst
Nüsse, Knabbereien	Haselnüsse, Erdnüsse, Walnüsse, Paranüsse, konventionelle Chips und Flips usw.
Fertiggerichte (Tiefkühlgerichte, Dosengerichte)	In unterschiedlicher Zusammensetzung enthalten Fertiggerichte Farbstoffe, Konservierungsstoffe, Stabilisatoren, Geschmacksverstärker, Riechstoffe, Weichmacher, künstliche Süßungsmittel, Säuerungsmittel, Geschmacksstoffe, Dickungs- und Geliermittel, Gelierhemmstoffe, usw.
Fertigwürzen	Z. B. Currygewürz, Steakgewürz
Fertigpanaden	Z. B. Fischstäbchen

(aus: Annette Kerckhoff, Stephanie von Frankenberg: Kopfschmerzen von Kindern. Essen: KVC 2007)

Eine ausführliche Besprechung dieses Themas finden Sie im genannten Ratgeber von Annette Kerckhoff und Stephanie von Frankenberg. Dort finden sich auch Tabellen über gesündere Alternativen, also Nahrungsmittel, die bei chronischen Kopfschmerzen bevorzugt werden sollten.

ADHS

91. Die Lehrerin sagt, mein Kind ist so unruhig. Ist das ADHS?

Die Aufmerksamkeitsdefizit-/Hyperaktivitätsstörung im Kindesalter, abgekürzt ADHS, ist ein häufiges und oft kontrovers diskutiertes Thema. Handelt es sich um ein klar definiertes Krankheitsbild oder ein künstlich geschaffenes Phantom? Ist die stark zunehmende Häufigkeit – in den USA sollen bis zu 20 % aller Schulkinder daran erkrankt sein – Realität oder nur durch verstärkte Aufmerksamkeit in der Öffentlichkeit und unter Ärzten bedingt, die diese Störung einfach häufiger diagnostizieren? Sind die Ursachen in einer rein körperlichen Störung zu suchen, oder sind die beobachteten Phänomene Folge von Erziehungsfehlern und gesellschaftlichen Umbrüchen? Die wesentlichen Merkmale dieses Krankheitsbildes sind:

1. Störungen bei der Konzentration
2. Hyperaktivität mit ständigem Herumzappeln
3. Impulsives Verhalten

Andere Begriffe für ADHS sind: Hyperkinetische Störung (HKS), Hyperaktivitätsstörung, Hyperkinetisches Syndrom, Aktivitäts- und Aufmerksamkeitsstörung, Aufmerksamkeitsdefizitsyndrom (ADS, d.h. ADHS ohne Hyperaktivität) u. a.

Das ADHS tritt typischerweise bereits vor dem 7. Lebensjahr auf. Die Kinder sind in verschiedenen Bereichen beeinträchtigt: In der Schule können sie sich schlecht konzentrieren, rutschen ständig auf dem Stuhl hin und her oder springen während des Unterrichts unvermittelt auf; durch die Unkonzentriertheit kommen sie schlecht mit, Folge sind schlechte Noten; zuhause werden die Hausaufgaben nicht konzentriert erledigt; die Eltern beobachten eine ständige, fruchtlose Überaktivität; auch beim Spielen werden die Kinder sehr schnell abgelenkt und wechseln ständig das Spielzeug; Eltern und Geschwistern gegenüber werden sie oftmals aggressiv, impulsiv und aufsässig; schließlich werden sie zu Einzelgängern und sind frustriert über ihre eigene Unzulänglichkeit, was wiederum die ganze Problematik noch verschlimmert.

Ein großer Teil der Kinder, bei denen ein ADHS festgestellt wird, leidet unter zusätzlichen Problemen: Meistens beschreiben die Eltern ein besonders auffälliges aggressives oder dissoziales Verhalten, das beispielsweise als „oppositionelle Verhaltensstörung" oder „Störung des Sozialverhaltens" gemäß ICD-10 definiert werden kann. Etwa jeder fünfte Patient leidet unter Depressionen oder Angst, viele Kinder haben eine Lern- oder Sprachstörung oder entwickeln nervöse Tics. Auch daran wird wiederum deutlich, dass die Verhaltensstörungen beim ADHS sehr vielgestaltig sein können und dadurch auch viele Fehldiagnosen vorkommen, da die Abgrenzung zu anderen Krankheiten schwierig sein kann.

Leider wird die Diagnose häufig nicht nach medizinisch genau festgelegten Kriterien gestellt (ICD-10). **Um eine Therapie zu beginnen, sollte der Patient unbedingt von einem Kinder- und Jugendpsychiater genauestens untersucht werden.** Zur Untersuchung gibt es ganz spezielle Fragebögen und -listen, die von einem Fachmann ausgewertet werden müssen. Erst dann sollte eine Behandlungsempfehlung ausgesprochen werden.

Kennzeichen von ADHS:

Konzentrationsmangel: Das Kind...

- übersieht bei Schularbeiten und anderen Tätigkeiten Einzelheiten und macht häufig Flüchtigkeitsfehler,
- hat bei Aufgaben oder Spielen Schwierigkeiten, längere Zeit bei der Sache zu bleiben,
- hört nicht zu,
- hat Schwierigkeiten beim Organisieren von Aufgaben und Aktivitäten,
- meidet Aufgaben, bei denen man sich konzentrieren muss,
- ist sehr leicht durch die Umgebung ablenkbar,
- vergisst oder verliert Gegenstände (z. B. Schulheft).

Unruhe: Das Kind...

- zappelt mit Händen und Füßen oder rutscht auf dem Stuhl herum,
- steht im Schulunterricht plötzlich auf,
- kann nicht ruhig spielen oder sich alleine beschäftigen,
- läuft oder klettert ständig herum, ständige Unruhe.

Impulsives Verhalten: Das Kind...

- platzt plötzlich mit der Antwort heraus, bevor die Frage zu Ende gestellt wird,
- kann nicht warten, bis es an der Reihe ist,
- unterbricht oder stört andere,
- redet übermäßig viel.

92. Wie wird ADHS behandelt?

Die medikamentöse Behandlung besteht in der Verordnung des Medikamentes Methylphenidat oder ähnlicher Wirkstoffe. Dabei handelt es sich um eine Substanz aus der Gruppe der Amphetamine, die wiederum zu den Psychostimulantien (Aufputschmitteln) zählen. Die Verschreibung von Ritalin® unterliegt der Betäubungsmittelverschreibungsordnung und kann nur mit entsprechendem Spezialrezept verordnet werden. Es gibt zahlreiche Nebenwirkungen, v. a. Appetitverlust und Schlafstörungen.

Im Idealfall erhält das Kind ein komplettes Behandlungsprogramm mit genauer Anleitung der Eltern („Psychoedukation"), welches eine positive Haltung zum Kind aufbauen und erhalten soll. Ebenso sollten die Schullehrer einbezogen werden, wenn die Problematik besonders während des Unterrichts auftritt. Auch verhaltenstherapeutische Ansätze können dem Patienten helfen. So können beispielsweise das selbstständige Lösen von Aufgaben trainiert, soziale Fähigkeiten geschult und der eigene Umgang mit Ärger und Frustration verbessert werden. Die derzeit häufig verordnete Ergotherapie ist in ihrem Nutzen bei ADHS umstritten.

93. Bringt es etwas, Kinder mit ADHS homöopathisch zu behandeln?

Ein großer Vorteil der Homöopathie liegt darin, dass sie bereits im Säuglings- oder Kleinkindesalter einsetzen und möglicherweise einen Beitrag zur Vorbeugung liefern kann, bevor sich ein ADHS entwickelt. Aber auch ein bereits diagnostiziertes ADHS kann erfolgreich homöopathisch behandelt werden.

Jedes Kind mit ADHS ist anders. Ein ausführliches Erstgespräch, eine individuelle Auswahl der passenden Arznei und eine engmaschige Begleitung müssen durch den homöopathischen Arzt erfolgen.

Unter folgenden Adressen finden Sie weitere Informationen:
* www.dgkjp.de – Deutsche Gesellschaft für Kinder- und Jugendpsychiatrie, Psychosomatik und Psychotherapie e.V.

- www.ag-adhs.de – Arbeitsgemeinschaft Aufmerksamkeitsdefizit-Hyperaktivitäts-Störung der Kinder- und Jugendärzte e.V.
- www.bv-ah.de – Bundesverband Aufmerksamkeitsstörung / Hyperaktivität e.V.

Seelische Probleme

94. Hat mein Kind ein psychisches Problem?

Eine psychische Auffälligkeit kann sich auf unterschiedlichste Arten zeigen: Vielleicht hat das Kind eine tief sitzende Angst, weint viel ohne erkennbaren Anlass, sträubt sich sehr gegen den Kindergartenbesuch oder zieht sich auffallend häufig zurück. Eine anhaltende Aggressivität gegenüber anderen Kindern oder gegenüber sich selbst, die über das typische „Grenzen austesten" oder normale Geschwisterrivalität und Eifersucht hinausgeht, kann Ausdruck für ein konkretes, psychisches Problem sein. Ebenso können wiederkehrende impulsive Handlungen oder Zwangshandlungen (alle Dinge müssen immer exakt am gleichen Ort liegen, Waschzwang usw.) erste Zeichen einer psychischen Erkrankung sein.

Auch Schlafprobleme können auf ein psychisches Problem hinweisen: Das Kind hat Sorgen, kann nicht einschlafen, der Schlaf ist sehr unruhig, es knirscht auffallend laut und häufig mit den Zähnen oder wacht oft scheinbar grundlos auf.

Viele Eltern machen sich Sorgen, bei ihren – gerade auch älteren – Kindern nicht zu erkennen, ob diese ein traumatisches Erlebnis hatten, wie z. B. in der Schule oder in der Freizeit. Eine Faustregel gibt es hier nicht. Dennoch sollte man als Eltern aufmerksam werden, wenn sich das Verhalten des Kindes von einem Tag auf den anderen verändert, ohne dass sie sich dies erklären können.

Digitale Medien

95. Soll mein Kind mit dem Handy telefonieren?

Da unsere Gesellschaft mittlerweile so gut wie flächendeckend mit Handys ausgerüstet ist, scheint die logische Konsequenz zu sein, dass auch Kinder – spätestens dann, wenn sie zur Schule gehen – mit einem entsprechenden Gerät ausgestattet werden: Es könnte ja mal etwas sein, ein Problem, Bus verpasst, irgendein Notfall, wer weiß. Viel zu selten wird die Frage gestellt, ob die hochfrequenten elektromagnetischen Felder, die durch Handytelefonie entstehen, Auswirkungen auf den kindlichen Organismus, insbesondere das wachsende Gehirn, haben. Schon vor Jahren empfahl die Deutsche Gesellschaft für Kinder- und Jugendmedizin daher sicherheitshalber, Kindern unter 12 Jahren vom Handytelefonieren komplett abzuraten. Andere Fachgesellschaften setzen diese Altersgrenze sogar noch höher an.

Relativ gut untersucht ist das Risiko der Entstehung von Hirntumoren durch Handytelefonie bei Erwachsenen: In zahlreichen Studien konnte ein Zusammenhang gezeigt werden, dabei war das Risiko umso höher, je länger telefoniert wurde. Nicht von ungefähr gibt das Bundesamt für Strahlenschutz daher Empfehlungen für den Umgang mit Handys: Möglichst kurz fassen, besser das Festnetztelefon nutzen, SMS schicken und das Handy nicht an den Kopf halten usw. Gleichzeitig wird auch eingeräumt, dass die Risikobewertung der Mobiltelefonnutzung durch Kinder hinsichtlich gesundheitlicher Folgen nicht abgeschlossen ist. (Quelle: www.bfs.de/DE/themen/emf/mobilfunk/schutz/vorsorge/empfehlungen-handy.html)

96. Soll mein Kind mit dem Smartphone oder dem Computer spielen?

Die wissenschaftlichen Befunde für Kinder bis 3 Jahre (teilweise bis 5 Jahre) sind deutlich: Elektronisches Spielzeug und digitale Medien (Smartphones, Tablets, Fernseher usw.) gehören nicht in Kleinkinderhände – dies kann sogar schädlich sein. Der Psychiater Prof. Manfred Spitzer hat in seinem Buch *Digitale Demenz* (Droemer 2012) über 400 wissenschaftliche Arbeiten aufgearbeitet und kommt zu dem Schluss, dass die „von Kindern unter drei Jahren vor Bildschirmmedien verbrachte Zeit verlorene Zeit" sei. Kinder lernen in diesem Alter eben anders, digitale Helfer sind hier im Wege und verstellen unter Umständen Wege zu einer normalen, gesunden Entwicklung. Die Sorge, Kleinkinder könnten vielleicht irgendetwas verpassen, wenn sie nicht frühestmöglich mit dem iPad spielen dürfen, ist völlig gelassen zu betrachten: Es kommt ohnehin alles noch früh genug!

Bei den Empfehlungen für Schulkinder und Jugendliche ist im englischen Sprachraum mittlerweile treffend von screentime die Rede, also von der Zeit, die pro Tag vor Bildschirmen (Smartphone, Computer, Fernseher usw.) verbracht wird. Hier hält man eine Gesamtzeit von 1,5 Stunden noch für medizinisch vertretbar. Wie soll dies aber im Alltag umgesetzt werden? Aktuelle Untersuchungen zeigen, dass diese Zeit, nämlich ca. 90 Minuten im Durchschnitt pro Tag, allein schon für die Benutzung des Smartphones „verbraucht" wird.

Einige Vorsichtsmaßnahmen bei der Nutzung von Handys

- Kinder unter 12 Jahren sollten Handys am besten gar nicht benutzen.
- Festnetztelefon nutzen, idealerweise schnurgebunden.
- Nur in dringenden Fällen und dann nur kurz mit dem Handy telefonieren.
- Handy während des Gesprächsaufbaus nicht an den Kopf halten, z. B. Freisprecheinrichtung nutzen.
- Besser SMS oder Sprach-Apps benutzen – dies liegt ohnehin derzeit im Trend.
- Auch beim Versenden von SMS und Daten Handy vom Körper fernhalten.
- Nicht in Fahrzeugen (Auto, Bus, Bahn) oder in Fahrstühlen telefonieren („Faradayscher Käfig").
- Nicht bei schlechtem Empfang telefonieren, denn bei größerer Distanz zur nächsten Basisstation erhöht sich die Sendeleistung deutlich.
- Handy nicht ständig in der Hosentasche herumtragen.
- Handy nachts abschalten.
- Auch WLAN (Aktivierung in jedem Smartphone möglich) kann zu Strahlenbelastungen führen.
- Die Auswahl des Handys am SAR-Wert orientieren: Je geringer der SAR-Wert (Spezifische Absorptionsrate), desto geringer das Strahlenfeld.

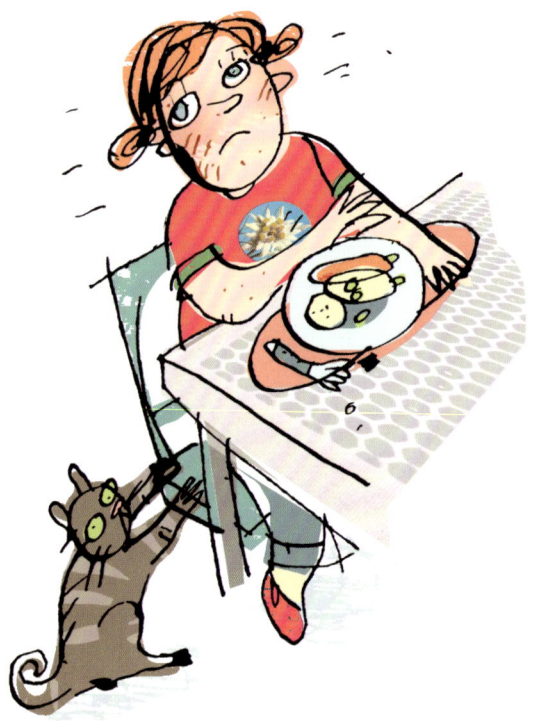
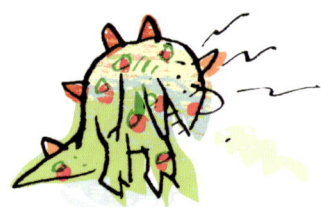

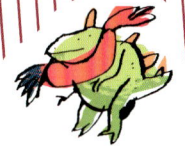

97. Warum sind so viele Kinder übergewichtig?

Nach Erhebungen der Organisation für wirtschaftliche Zusammenarbeit und Entwicklung (OECD) sind durchschnittlich etwa ein Viertel aller Jungen und Mädchen übergewichtig, Jungen häufiger als Mädchen. Übergewicht in Kinderjahren kann zu schweren gesundheitlichen Problemen im Erwachsenenalter führen. In den letzten Jahren nehmen die Zahlen vor allem in den Ländern mit wachsenden und hohen Einkommen deutlich zu. Zu Deutschland liegen leider nur Zahlen aus den Jahren 2003–2006 vor. Man schätzt, dass sich die Anzahl übergewichtiger Kinder mittlerweile deutlich nach oben entwickelt hat.

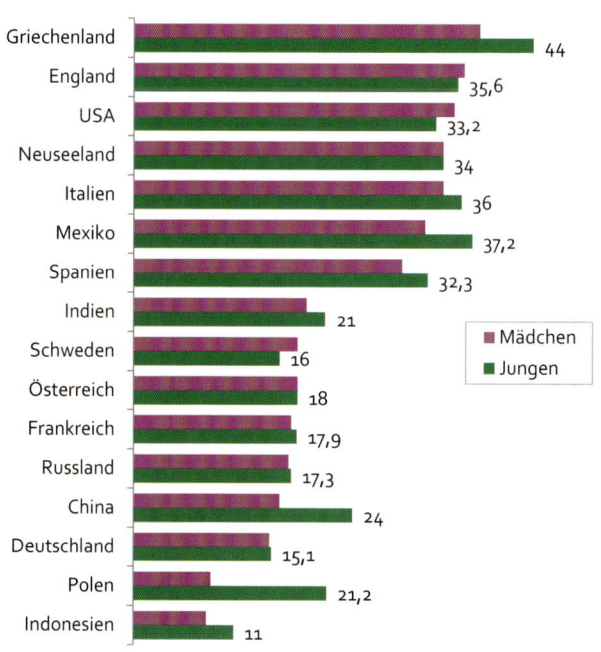

Die Ursachen für Übergewicht sind nicht nur im Bewegungsmangel, sondern ganz wesentlich bei den Ernährungsgewohnheiten zu suchen: **Fast Food, zu viel Zucker in Speisen und Getränken, ungesundes Fett, zu wenig Obst und Gemüse** usw. Folgen einer Adipositas im Kindesalter sind vor allem Stoffwechselerkrankungen (Diabetes) und orthopädische Erkrankungen.

Was also tun? Es gibt eine Vielzahl von Ratgebern und Initiativen in Deutschland, die eine gesunde Ernährung für Kinder propagieren. Es handelt sich aber um ein gesamtgesellschaftliches Problem: Solange sich die Vorbilder der Kinder – nämlich deren Eltern – selbst ungesund ernähren, wird es schwierig sein, einen gesunden Ernährungsstil umzusetzen.

Ein Positionspapier der European Society for Paediatric Gastroenterology Hepatology and Nutrition (ESPGHAN) gibt folgende Empfehlungen zur gesunden Ernährung von Kindern und der Vermeidung von Übergewicht (www.espghan.org/guidelines/nutrition):

- Pflanzliche Lebensmittel als Hauptbestandteil der Ernährung
- Wasser als Regelgetränk
- Zucker und Fast Food vermeiden
- Mindestens 4 Mahlzeiten am Tag, jeden Tag Frühstück
- Regelmäßige Familienmahlzeiten

Wenn sich ein Kind scheinbar nur sehr einseitig ernähren will, stehen die Eltern oft vor einem Problem: Wie soll man ihm gesunde Dinge wie Obst und Gemüse schmackhaft machen? Man spricht hier gerne von picky eaters, also „heiklen Essern". Dabei scheint es tatsächlich einen genetischen Zusammenhang zu geben: Wenn Kinder im Alter von 1 ½ bis 3 oder 4 Jahren wochenlang nur wenige Speisen akzeptieren, ist dies bei zumindest einem Elternteil im Kindesalter auch ähnlich schwierig gewesen.

... und was kann man daran ändern?

Es besteht kein Grund zu verzweifeln: In einer berühmten amerikanischen Studie wurde untersucht, wie sich Kinder verhalten, wenn sie einige Zeit lang eine größere, frei wählbare Auswahl an Speisen angeboten bekamen. Das Beruhigende war, dass schon nach wenigen Wochen alle Kinder – auch die anfangs „heiklen" oder „schlechten Esser" – eine große Palette von verschiedenen Speisen akzeptiert haben. Mit anderen Worten: Wenn ein ausgewogenes Angebot vorhanden ist, wählen alle Kinder mit der Zeit auch gesunde Speisen aus und ernähren sich ausgewogen.

Unter folgenden Adressen können Sie weitere Informationen finden:
• www.optimix-schmeckt.de
• www.kindergesundheit-info.de / themen / ernaehrung
• www.in-form.de / buergerportal / start.html

98. Brauchen Kinder Fleisch?

Es gibt viele stichhaltige Argumente für eine vegetarische Ernährung. Während diese bis vor kurzem noch als „Außenseiterdiät" galt, haben mittlerweile auch die Fachgesellschaften der Kinderärzte anerkannt, dass eine Ernährung ohne Fleisch im Kindesalter eine normale Ernährungsform sein kann. Hingewiesen wird immer wieder auf den höheren Gehalt an Eisen, vor allem im roten Fleisch. Dabei ist es aber durchaus möglich, den Eisenbedarf auch aus anderen Quellen zu decken, wie beispielsweise aus frisch zubereitetem Müsli, aus Getreide, Hülsenfrüchten, verschiedenen Gemüsearten, Pilzen, Nüssen und bestimmten Gewürzen. Es kann sinnvoll sein, eisenreiche Nahrung gleichzeitig mit Vitamin C zu konsumieren, da das Eisen dann noch besser im Darm aufgenommen werden kann.

Die „China Study" hat in der Diskussion um eine vegetarische und vegane Ernährung in den letzten Jahren für Furore gesorgt: Hierbei wurde in einer groß angelegten Querschnittsstudie in China der Verdacht nahegelegt, dass ein hoher Konsum von tierischen Produkten, vor allem tierisches Eiweiß, für eine ganze Reihe von Erkrankungen verantwortlich sei, insbesondere für eine hohe Rate an Krebserkrankungen. Auf den Punkt gebracht lautete eine der Botschaften dieser Analyse: Der Anteil tierischen Eiweißes in der Ernährung sollte 10 % nicht überschreiten, der Rest sollte durch pflanzliche Nahrung gedeckt werden. Kritiker merkten an, dass in der „China Study" die Menschen nicht über längere Zeiträume untersucht wurden und somit der letzte „Beweis" der Schädlichkeit tierischer Nahrung nicht zu erbringen sei. (Quelle: Campbell T C, Campbell T M: China Study. Die wissenschaftliche Begründung für eine vegane Ernährungsweise. Bad Kötzting: Verlag Systemische Medizin. 2. Auflage, 2011)

Von einer veganen Ernährung im Kindesalter, also einem konsequenten Verzicht auf jegliche Produkte tierischer Herkunft inklusive Milchprodukte und Eier, ist abzuraten, denn hierbei kommt es zwangsläufig nicht nur zu einem Mangel an Vitamin B12, sondern auch zu einem Mangel an diversen anderen Nährstoffen wie Kalzium, Zink oder Jod.

99. Wieviel Milch ist gesund?

Dies ist eine viel diskutierte und bis heute nicht abschließend beantwortete Frage. Das jahrzehntelang beworbene „gesunde Glas Milch jeden Tag" ist jedenfalls nicht notwendig, denn auch durch andere Milchprodukte kann beispielsweise der tägliche Kalziumbedarf ohne weiteres gedeckt werden. Und zu viel Milch ist auch nicht gut: Das Forschungsinstitut für Kinderernährung Dortmund gibt für jedes Alter eine konkrete Empfehlung, für Zwei- bis Dreijährige beispielsweise max. 330 ml (bzw. g) Milch und Milchprodukte (www.fke-do.de).

Wenn aus medizinischen Gründen – beispielsweise einer Allergie – eine kuhmilchfreie Diät eingehalten werden muss, sollte Kalzium zusätzlich eingenommen und auch auf die ausreichende Zufuhr weiterer Nährstoffe besonders geachtet werden.

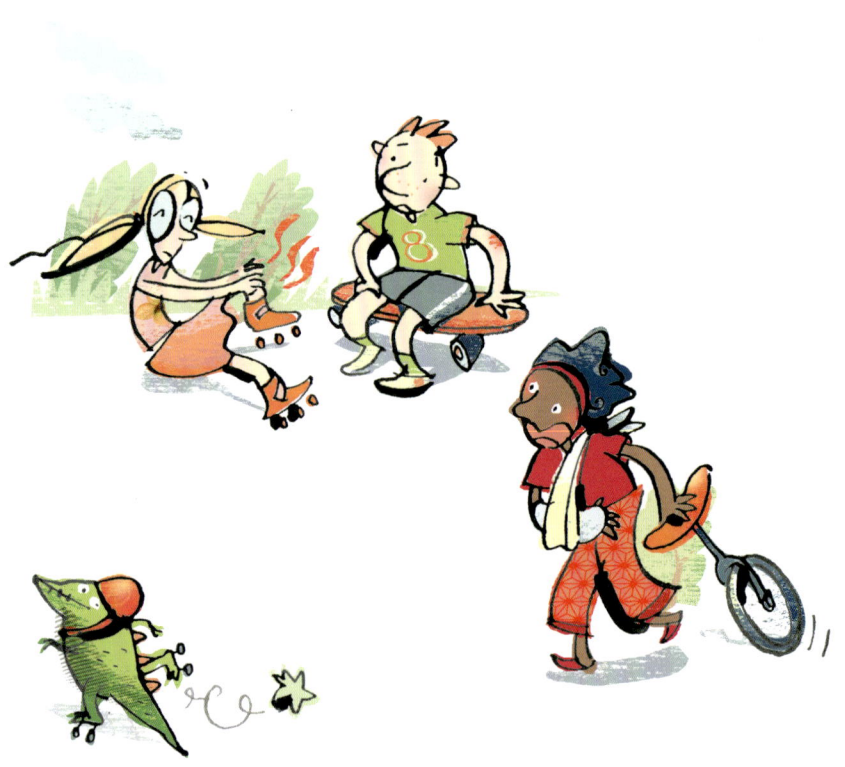

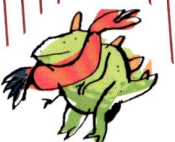

100. Wo lauern die größten Gefahren für Kinder?

Statistisch gesehen sind die größten Risiken für Kinder Unfälle, vor allem im Straßenverkehr, aber auch im Alltag, im Haushalt oder beim Sport. Eine repräsentative Umfrage unter Eltern, die nach den wichtigsten Umweltrisiken gefragt wurden, ergab eine interessante Erkenntnis: Als bedeutendste Gefahren (Top 10) wurden 1. Kopfverletzungen beim Radfahren ohne Helm, 2. Zeckenbiss, 3. Verletzung bei Verkehrsunfällen, 4. Meningitis, 5. Kosteneinsparung im Gesundheitswesen, 6. Folgeschäden Kinderkrankheiten, 7. Hepatitis, 8. UV-Strahlung, 9. Ozon, 10. Erreger in tierischer Nahrung genannt.

Dieselbe Frage wurde Experten gestellt, die zum Teil ganz anders antworteten: Abgesehen von den Verkehrsunfällen rangierten die von den Eltern als risikoreich eingeschätzten Punkte auf den hinteren Plätzen, die Gefahr von Zeckenstichen beispielsweise auf Rang 19. Von den Eltern am meisten unterschätzt wurden folgende Risikofaktoren: 1. Bewegungsmangel, 2. Allergene, 3. Lärm, 4. Dieselruß, 5. Unfälle. (Quelle: www.munichre-foundation.org/dms/MRS/Documents/Vortrag_Hoeppe_2006_Handout.pdf).

Was bedeutet das nun für den Alltag? Natürlich ist es am sinnvollsten, den häufigsten Gefahren vorzubeugen – alles in einem vernünftigen Rahmen. So sollten Kinder im Krabbel- und Lauflernalter keinen freien Zugang zu Treppen haben, die sie herunterstürzen könnten.

Mittlerweile ist es selbstverständlich, dass Kinder mit Fahrradhelm unterwegs sind. Auch der Schutz vor bestimmten Krankheiten, z.B. durch Impfungen, kann sinnvoll sein. Aber auch viele unterschätzte

Gesundheitsgefahren sollten mehr ins Bewusstsein rücken, allen voran der Bewegungsmangel und die Umweltverschmutzung.

Allerdings ist es kaum möglich, sämtlichen Gefahren vorzubeugen, die das moderne Leben mit sich bringt. Man muss aber auch nicht wegen allem und jedem sofort in Panik verfallen und sich verrückt machen (Stichwort: Zeckenbiss!). Man kann Kinder nicht in eine „rosa Gummizelle" sperren und ihnen alles verbieten. Vielmehr sollten sie an bestimmte Gefahren herangeführt und auf Risiken aufmerksam gemacht werden. Und wie so oft im Leben gehört einfach auch mal der „Schutzengel" dazu, damit nichts passiert.

Literaturtipps

Adele Faber, Elaine Mazlish, Christine Steffens: So sag ich's meinem Kind. Wie Kinder Regeln fürs Leben lernen. Düsseldorf: Oberstebrink 2009

Ursula Keicher: Das Babybuch für werdende Eltern: Gut vorbereitet für eine entspannte und glückliche Babyzeit. Stuttgart: TRIAS, 2. Auflage 2014

Remo H. Largo: Babyjahre. Entwicklung und Erziehung in den ersten vier Jahren. München: Piper, 12. Auflage 2010

Remo H. Largo, Martin Beglinger: Schülerjahre: Wie Kinder besser lernen. München: Piper 2010

Christian Lucae, Michael Teut: Die homöopathische Schülerfibel. Homöopathie für Schulkinder – Das 1 x 1 für Eltern. Essen: KVC 2016

Emmi Pikler: Laßt mir Zeit. Die selbständige Bewegungsentwicklung des Kindes bis zum freien Gehen. Zusammengestellt und überarbeitet von Anna Tardos. München: Richard Pflaum, 4. Auflage 2009

Manfred Spitzer: Digitale Demenz. Wie wir uns und unsere Kinder um den Verstand bringen. München: Droemer 2012

Michael Teut, Christian Lucae: Homöopathische Sandkastenfibel. Homöopathie für Kinder – Ein Klettergerüst für Eltern. Essen: KVC 2014

Michael Winterhoff: Tyrannen müssen nicht sein: Warum Erziehung allein nicht reicht – Auswege. München: Mosaik bei Goldmann 2010

Register

L

M

N

T

Tetanus	(siehe Wundstarrkrampf)
Tonsillitis	(siehe Mandelentzündung)
Tränenkanalstenose	51, 52

U

Übelkeit	66, 72, 73, 122, 132
Übergewicht	17, 143, 144
Unfall	93 ff.
UV-Filter	125
UV-Strahlung	124

V

Varizellen	(siehe Windpocken)
Vegane Ernährung	145, 147
Vegetarische Ernährung	145
Verbrennungen	98, 99, 122
Vergiftungen	10, 14, 73
Verstauchungen	97 ff.
Verstopfung	70 ff.
Vitamin C	22, 23, 49, 58, 145
Vitamin D	11, 12, 21, 125
Vitamin K	11, 21
Vorhautverengung, Vorhautverklebung	(siehe Phimose)
Vorsorgeuntersuchungen	11, 28

W

Wadenwickel	6, 86
Windpocken	10, 29, 31, 32, 34, 85 ff., 105
Wundstarrkrampf	32

Z

Der Autor

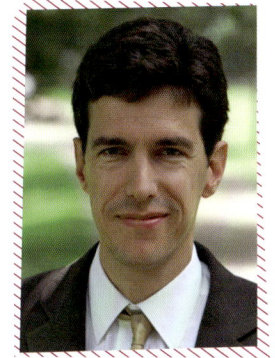

Dr. med. Christian Lucae ist Facharzt für Kinder- und Jugendmedizin und arbeitet in eigener Praxis mit Schwerpunkt Homöopathie und Naturheilverfahren in Baldham bei München. Er ist Autor zahlreicher Bücher, Aufsätze und Ratgeber, darunter *Arzneifindung in der Homöopathie* und *Grundbegriffe der Homöopathie* (beide KVC Verlag), Mitautor des *Kursbuch Homöopathie* (Elsevier) und *Homöopathie bei Heuschnupfen* (Hippokrates Verlag). Mehr Infos: www.lucae.net

Die Illustratorin

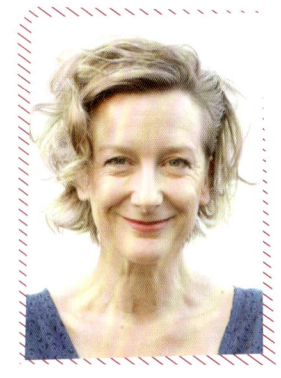

Diplomdesignerin Stefanie Clemen, die als Illustratorin und Alltagsforscherin in Hamburg niedergelassen ist, findet für zahlreiche Worte Bilder. Als Künstlerin wurde sie den *100 Fragen an den homöopathischen Kinderarzt* in gelungener homöopathischer Dosis hinzugefügt. Labor: www.stefanieclemen.de

Carstens-Stiftung : Natur und Medizin
Erforschen. Erklären. Erleben

Ob Pflanzenheilkunde, Homöopathie oder Blutegeltherapie – die Komplementärmedizin ist sehr vielseitig.

Wichtig dabei ist, genau zu wissen, welches Therapieverfahren bei welchen Krankheiten helfen kann. Antworten auf Ihre Fragen zur Komplementärmedizin gibt die Carstens-Stiftung : Natur und Medizin. Die Stiftung setzt sich dafür ein, dass Naturheilkunde und Homöopathie in der Medizin stärker verankert werden.

Ihren Auftrag, Forschungsarbeiten zu veröffentlichen und ihre Ergebnisse verständlich aufzubereiten, nimmt die Stiftung sehr ernst. Dazu wurde 1998 der KVC Verlag gegründet und auf diesem Weg ein individuelles Profil für die Veröffentlichungen geschaffen.

Um Forschung zu fördern und Patienten fundiert beraten zu können, ist die Stiftung auf die Unterstützung ihrer Fördermitglieder angewiesen. Eine Mitgliedschaft bei Natur und Medizin e.V. lohnt sich: Schon ab 42 Euro im Jahr erhalten Sie die sechsmal im Jahr erscheinende Mitgliederzeitschrift, ein exklusives Ratgeberangebot und einen Recherche-Service zu individuellen Indikationen und Therapiemöglichkeiten.

Weitere Informationen unter:

Carstens-Stiftung : Natur und Medizin, Am Deimelsberg 36, 45276 Essen,
Tel: 0201/56305 70, www.naturundmedizin.de